健康ライブラリー　イラスト版

統合失調症 新版

病気の理解と治療法

メンタルヘルス診療所
しっぽふぁーれ院長
伊藤順一郎 監修

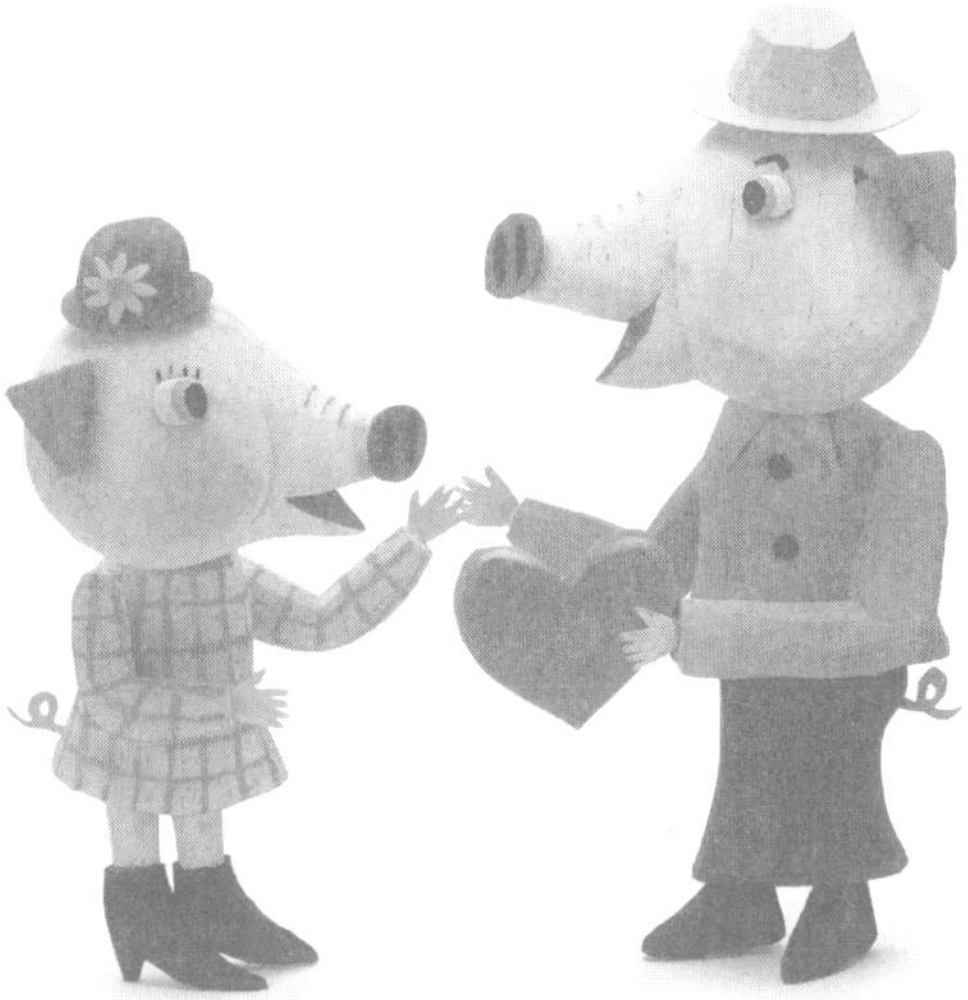

講談社

まえがき

二〇〇五年に『統合失調症　正しい理解と治療法』を発行してから二〇年ちかく経ち、統合失調症という病気への理解や治療法は大きく変わりました。本書は、既刊の内容を全面的に見直した新版です。

まず、対話を続けることの大切さが再認識されました。統合失調症を発症したときには、その言動が非現実的に感じられて家族は驚くことでしょう。このときにむずかしいけれど大切なのは、患者さんの「怖い、苦しい」といった気持ちを受けとめるように話を聞くことです。「オープンダイアローグ（開かれた対話）」という方法が、統合失調症の治療に目覚ましい効果をあげていることも報告されています。

治療する場の考え方も大きく変わりました。かつて治療といえば「まず入院」が第一の選択でした。しかし、入院すると社会とのつながりが切れてしまいます。また、患者さん自身の気持ちを無視した強制的な処遇がおこなわれると、そのことが心の傷になります。そのようなマイナス面が大きいことが認識され、今は、地域で暮らしつづけながら治療もおこなうという方針が、第一選択となっています。

強い不安や恐怖のあるなか暮らしつづける患者さんや家族を支える「アウトリーチ」という方法も浸透してきました。

これからどうやって生活していきたいのか、本人が自分の人生を選択していく権利は、尊重されなくてはなりません。統合失調症になっても、一人の人として、市民として生き、周囲の人々になんらかの貢献をする、そのようなあり方はあたりまえのはずで、そのためには社会もまた変わっていく必要があります。このような変化には医療や福祉といった専門家の集団だけでなく、私たち一人ひとりのささやかな努力も必要なのです。

本書が統合失調症という病気の理解に役立ち、患者さんがよりよい人生を送る一助になることを祈っています。

メンタルヘルス診療所
しっぽふぁーれ院長
伊藤順一郎

【新版】
統合失調症
病気の理解と治療法

もくじ

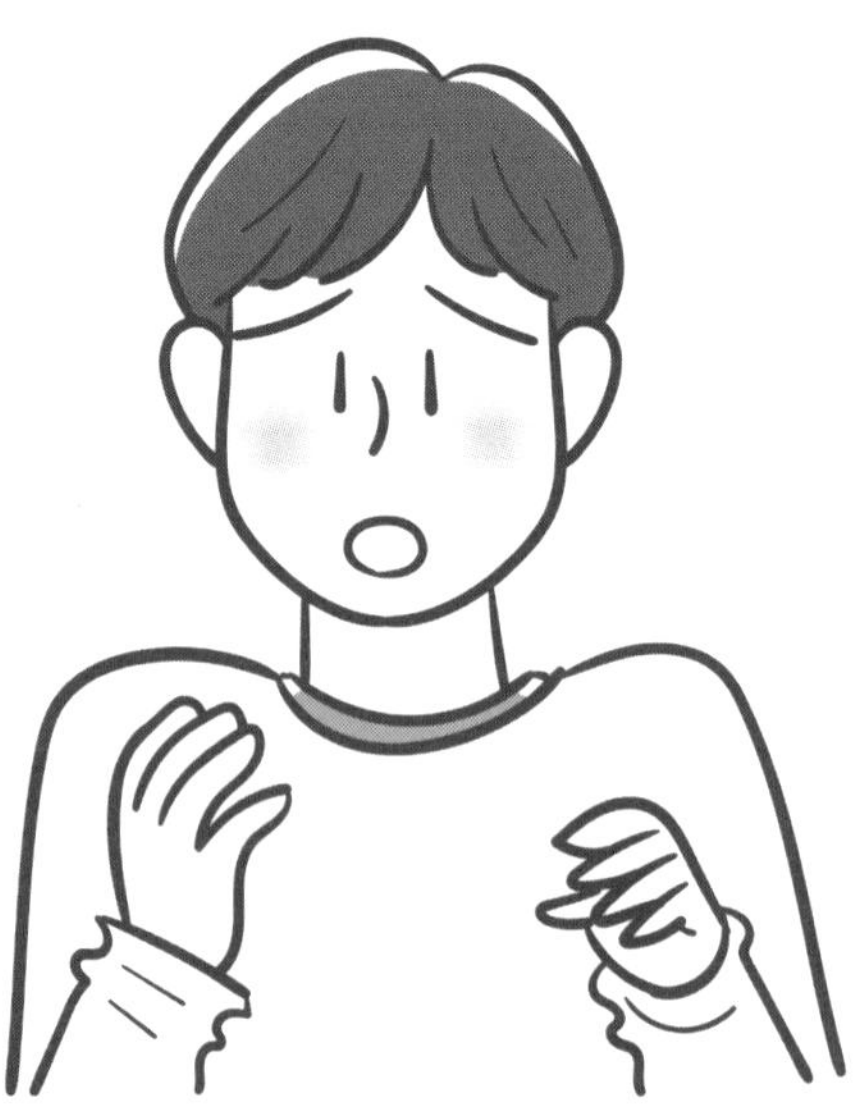

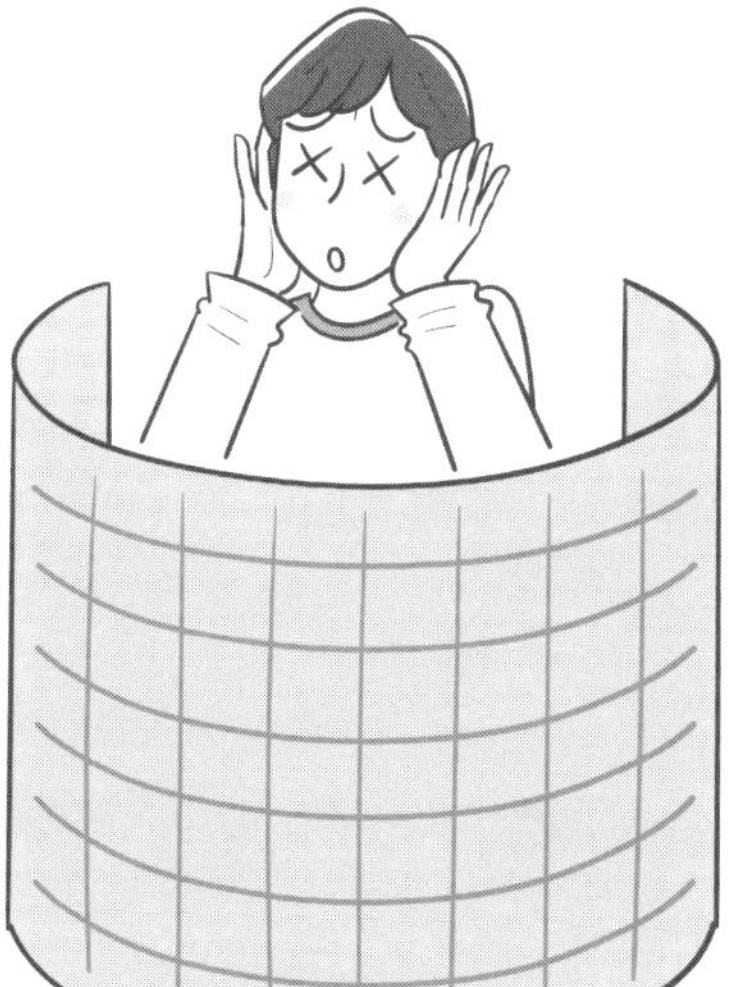

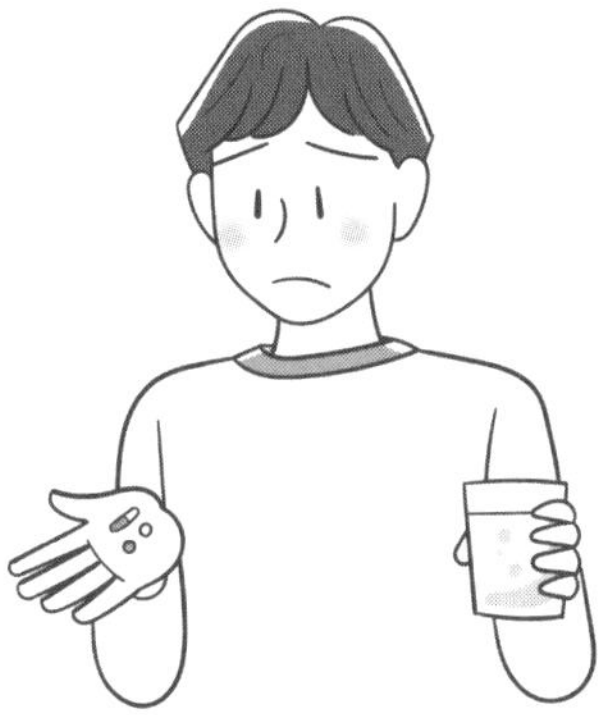

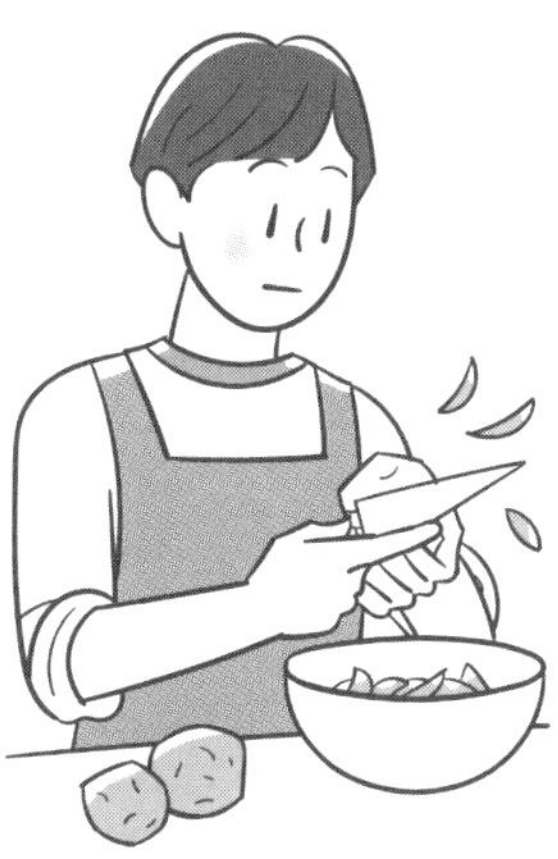

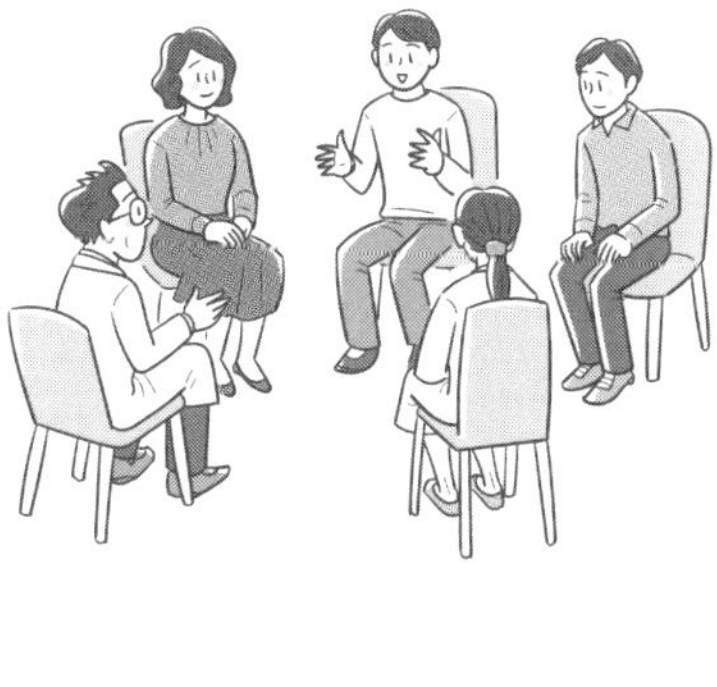

理解度チェック

ちゃんとわかっていますか？ 統合失調症

統合失調症について、きちんと理解されていないことはまだまだたくさんあります。なかには、患者さん本人や患者さんの家族が誤解していることもあるのです。

正しい？ 間違い？

まずは、統合失調症という病気をどのくらい理解しているかチェックしてみましょう。次の質問で、正しいと思うものには○、間違っていると思うものには×をつけてください。

Q1
統合失調症は回復に時間のかかる病気だ
……□

Q2
統合失調症はまれな病気だ
……□

Q3
入院するのがいちばんいい
……□

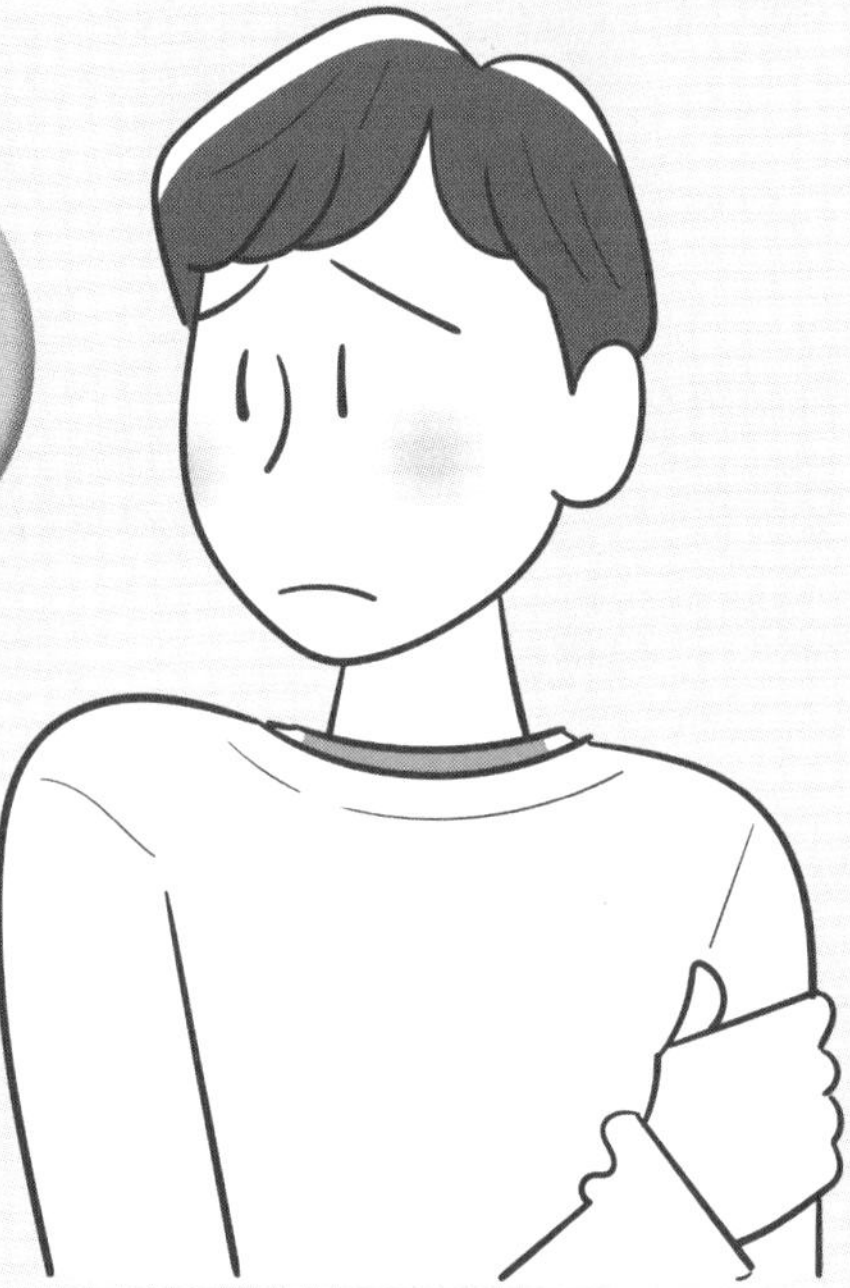

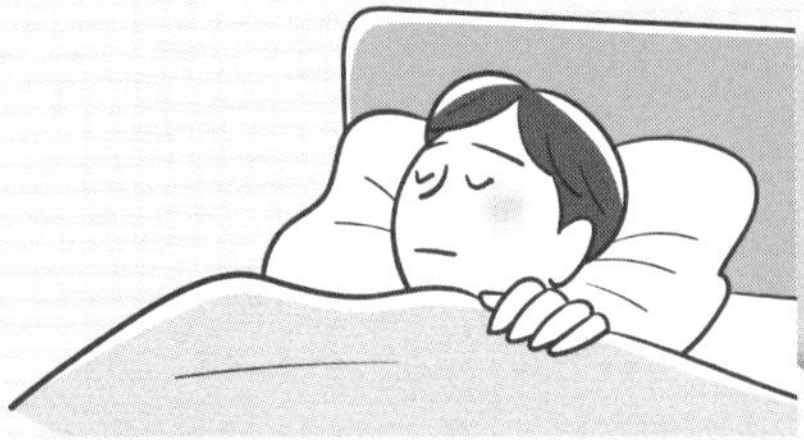

Q4
薬をのむ時間に寝ていたら起こさない
……□

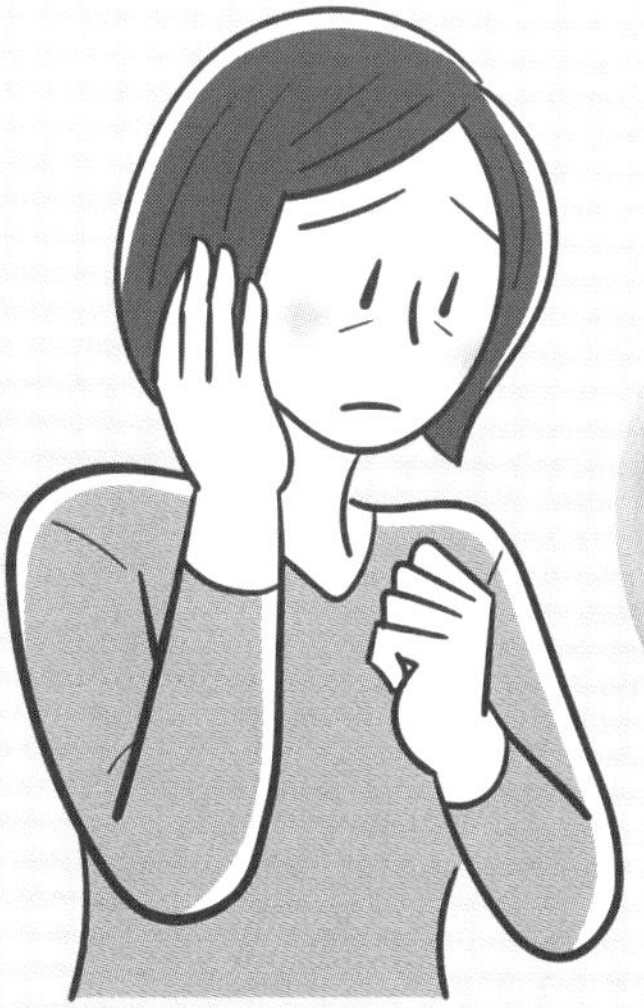

Q5
治療は以前の生活に戻ることをめざす

Q6
社会で働くことはむずかしい

Q7
ひとり暮らしは不可能ではない

Q8
少しずつ進行して重症になっていく

Q9
できないことは全面的に家族が支えるべきだ

Q10
結婚や出産もあきらめなくていい

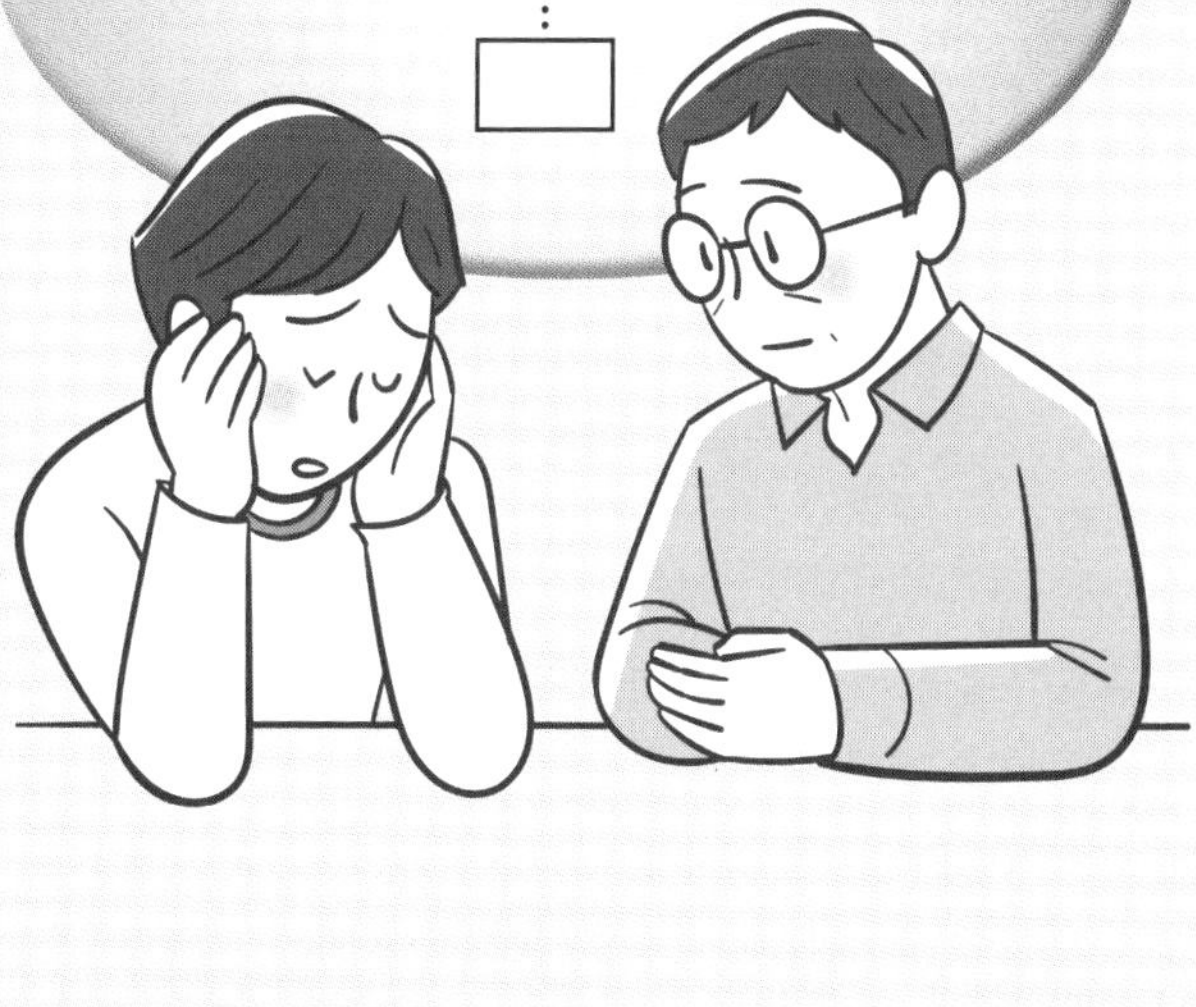

答えはP8に

〈答えと解説〉

Q1 ○
多くの患者さんは回復まで時間がかかります。あせらず治療を進めましょう。
→３つのステージはＰ10へ

Q2 ×
統合失調症を発症するのは、だいたい100～150人に１人の割合と考えられます。
→患者数はＰ28へ

Q3 ×
やむを得ない場合以外は、入院ではなく、通院や訪問診療で治療を進めます。
→入院についてはＰ43へ

Q4 ○
特に消耗期には睡眠が重要。睡眠を優先して、薬をのむ時間のほうを調整します。
→薬ののみ方はＰ52へ

Q5 ×
以前の生活はストレスフルだったはず。治療は「リカバリー」をめざします。
→治療の目標はＰ86へ

Q6 ×
病気とつき合いながら、社会に参加している人はたくさんいます。
→働き方はＰ90へ

Q7 ○
福祉サポートを上手に活用すれば、ひとり暮らしも可能です。
→ひとり暮らしはＰ94へ

Q8 ×
再発することもありますが、適切に対処すれば悪化は防げます。
→再発防止はＰ78へ

Q9 ×
心配しすぎ、手助けのしすぎは本人のストレスになりかねず、回復を遅らせます。
→家族の接し方はＰ76へ

Q10 ○
結婚する人は少なくありません。出産も薬ののみ方に注意すれば可能です。
→結婚、出産についてはＰ92へ

1

こんなときどうする？ 症状とその対処法

統合失調症で起こる特徴的な症状には、
対応に悩む人もいるでしょう。
この章では、家族や周囲の人が、
本人にどう接すればよいか、
発症直後の急性期と体力の落ちた消耗期、
それに続く回復期に分けて、
それぞれくわしく解説していきます。

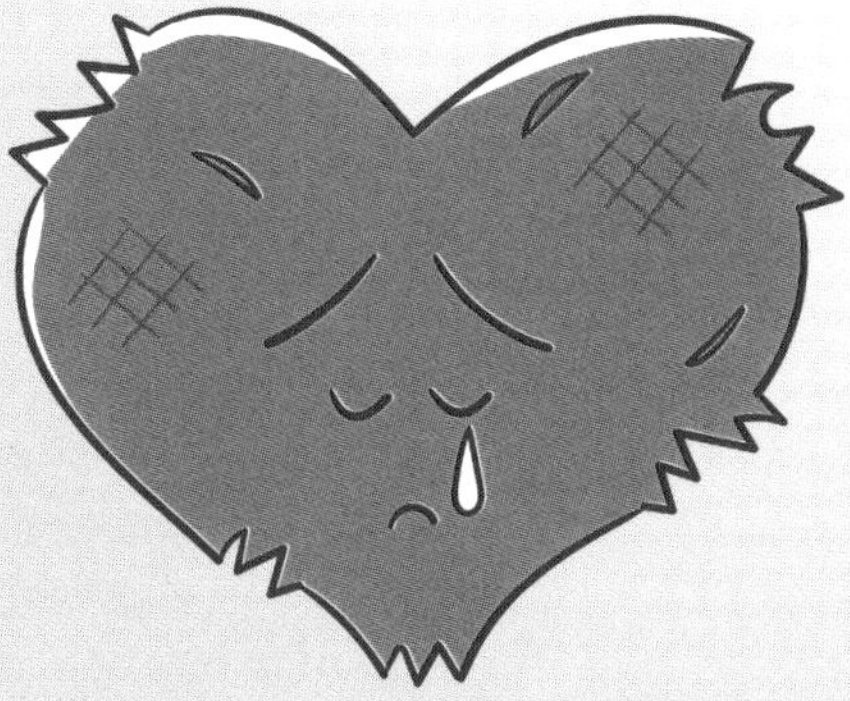

知っておきたい

病気は3つのステージを経て改善していく

時間の経過とともに、病状は変化していきます。病気のステージは、興奮の激しい急性期から始まり、落ち込みのひどくなる消耗期を経て、回復期へと向かいます。

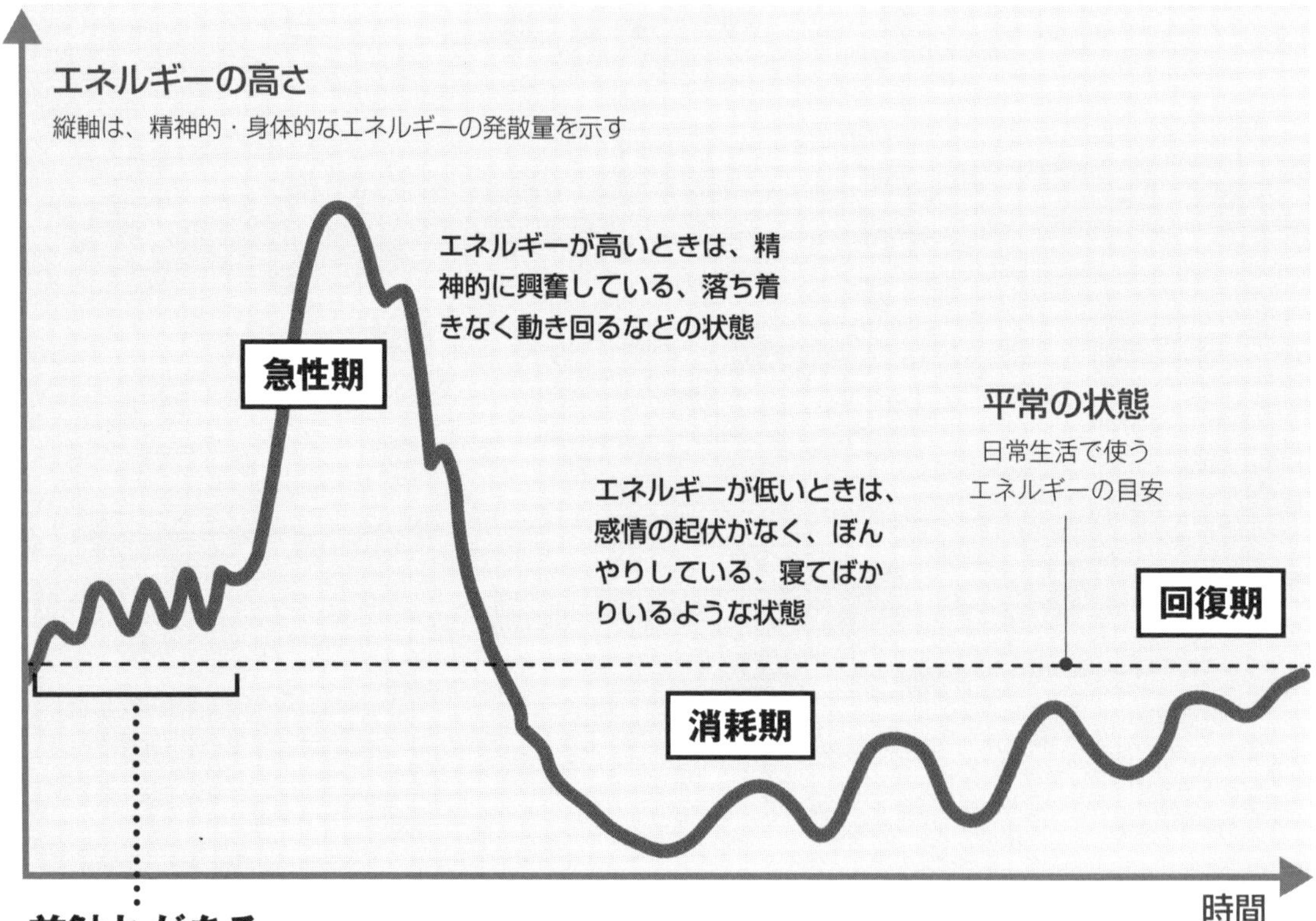

エネルギーの高さ
縦軸は、精神的・身体的なエネルギーの発散量を示す
エネルギーが高いときは、精神的に興奮している、落ち着きなく動き回るなどの状態
急性期
平常の状態
日常生活で使うエネルギーの目安
エネルギーが低いときは、感情の起伏がなく、ぼんやりしている、寝てばかりいるような状態
回復期
消耗期
時間

前触れがある

激しい症状が現れる前に、前触れの症状がみられる。「前兆期」や「前駆期」ともいう

●不眠になる　●イライラする　●無気力になる　→P34

激しい興奮状態は最初のうちだけ

統合失調症の患者さんの周囲の人は、症状の特殊さにまず驚くことが多いものです。

けれどもそれらの症状は急性期のときだけ。やがて精神的に落ち込み、身体的な活動性もグッと少なくなります。その後、長い時間をかけて、精神的にも身体的にも徐々にエネルギーが戻って、回復に向かいます。

症状の変化はあるが、回復はとてもゆっくり

患者さんと接していると、「いつになったら状況が変わるのか」「はたして回復するのか」と周囲の人は悲観的になりがちです。

まず知っておいてほしいことは、病気の状態は少しずつ変わっていくこと、そしてそのスピードは非常にゆっくりだということ。ほとんどのケースでは、ゆっくりと、波をうちながら確実に改善に向かうことを心に留めておいてください。

ステージの主な症状

３つのステージには、それぞれ特徴的な症状があります。
こうしたステージを経て、ゆっくり改善していきます。

急性期 精神的な興奮が激しく、幻覚、妄想などの症状が現れる時期 →P12	●自分の悪口や命令する声が聞こえる（幻覚） ●誰かに見張られている、自分の行動は誰かに指示されたものだと思い込む（妄想） ●少しの音や光にも敏感になる ●眠れない、頭の中が騒がしい
消耗期 急性期にエネルギーを使いきった結果、症状は鎮まったものの、元気が出ない状態となる →P18	●よく眠るようになる ●無気力になり、周囲のことにも無関心になる ●小さな子どものようなふるまいをする
回復期 ゆっくり体を休める充電期間を経て、エネルギーが戻ってくると、少しずつ活動の範囲が広がり、その内容もふえてくる →P22	●やりたいことから少しずつ行動範囲が広がる ●社会復帰に向けて意欲が出てくると同時に、あせりを感じるようにもなる

急性期
①

幻覚、妄想など、いろいろな症状が現れる

急性期には、いろいろな症状が現れます。

患者さんの人柄、性格がガラッと変わったようになって、戸惑いを覚える人も少なくありません。

このときに大切なことは、論理より気持ち。頭ごなしに否定しないほうがよいのです。

急性期の症状

急性期に現れる症状には、神経の興奮から起こる「陽性症状」と、思うように動くことができない「陰性症状」、日常生活を送ることが困難になる「認知機能障害」があります。

急性期には陽性の症状が現れる人が多くみられます。

陽性症状

- あるはずのない声が聞こえたり、ものが見えたりする（幻覚）
- 危険にさらされていると思い込み、強い不安や敵意を抱く（妄想）
- 誰かに操られているような感覚を抱く（させられ体験）
- 集中力が続かず、ものの見方、考え方に一貫性がなくなる

神経の興奮がひどく、過敏になるために起こる症状。イライラして怒りっぽくなるなど、他人とのかかわり方に変化が起こり、身体的、精神的に活発になるため、はたから気づかれやすい

陰性症状

- 感情の起伏がなくなる
- 自分の殻に閉じこもる
- うつ状態になる
- 動こうと思っても行動にうつせない

精神的にも身体的にも、思うように動くことができない。それゆえ、あせりの気持ちや不安感が強くなったりする

認知機能障害

- 情報の取捨選択ができない
- 判断できない
- 段取りよくものごとを進めるのが困難になる

ものごとを短期に記憶して実行する「ワーキングメモリ」の機能が低下する。情報をとらえ、判断し、実行するといった一連の機能が障害される。料理など以前はできていたこともできなくなるので、日常生活のさまざまなことが滞る。
急性期以降もみられる障害で、社会復帰を妨げる原因になりうる

内容よりも気持ちによりそう

急性期には、患者さんは幻覚や妄想に悩まされます。「窓から飛び降りろと誰かが言う」「自分はスパイにつけねらわれている」など、一見ありえない内容のものが多いですが、本人が「真実」と思い込んでいる以上、それが誤りだと納得させることはできません。

このとき、本人は追いつめられ、強い不安や恐怖を感じています。

周囲の人はまず、話を聞き、気持ちを理解するようつとめましょう。「あなたがとても不安でいることが、よくわかった」などと共感を示すことが、なによりの助けになるのです。

陽性症状への対応

周囲の人が聞くと明らかにおかしい、現実にはありえない内容でも、本人は主張しつづけます。そのとき、説得や否定をしないことが対応の基本です。

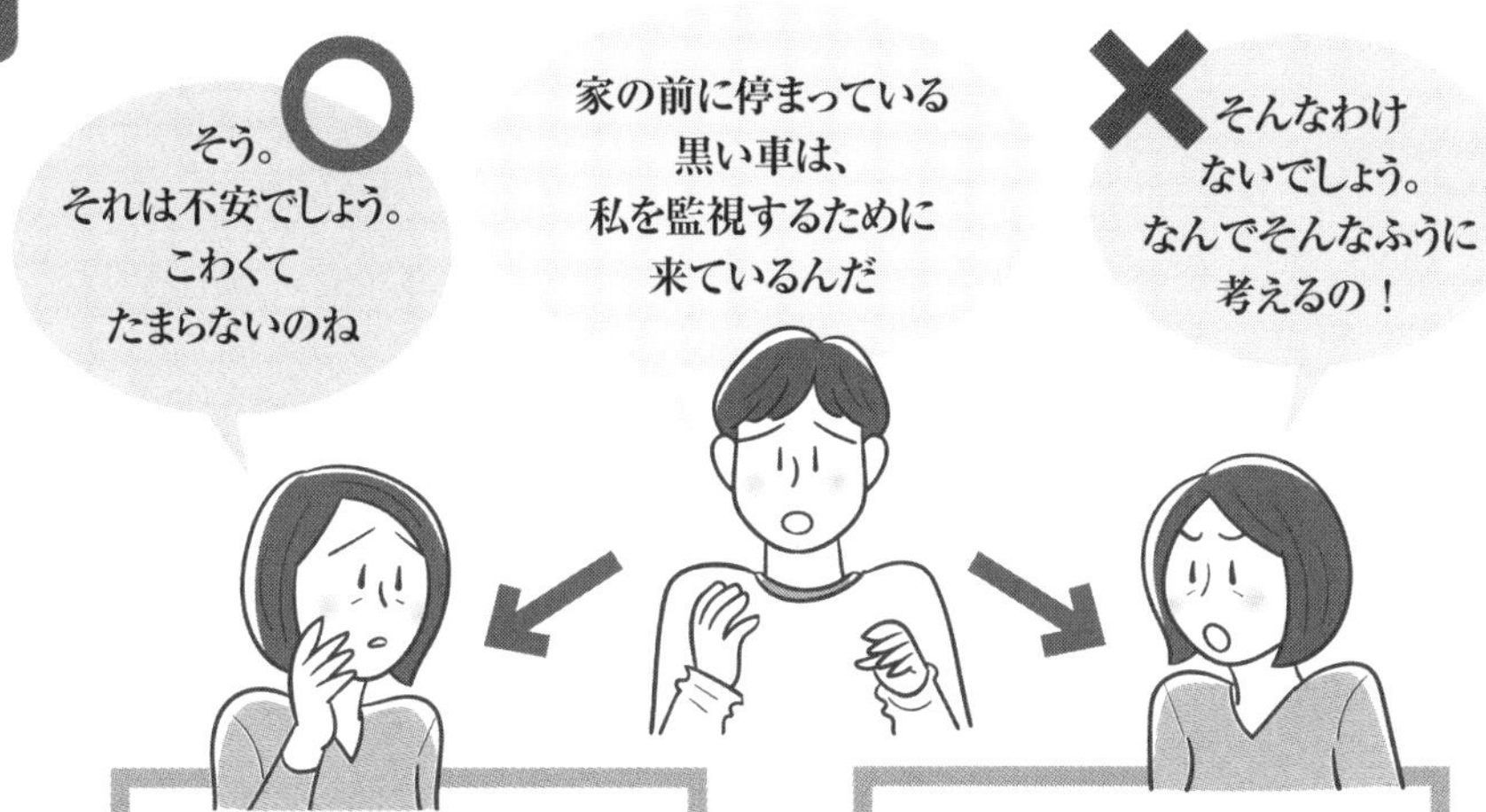
家の前に停まっている
黒い車は、
私を監視するために
来ているんだ
○
そう。
それは不安でしょう。
こわくて
たまらないのね
×
そんなわけ
ないでしょう。
なんでそんなふうに
考えるの！

あいづちを打ちながら話を聞く

患者さんの思い込み、妄想の背景には、強い不安感や恐怖感があります。まずは、本人の気持ちを受けとめ、共感を示すことが大切です。

とりあえず安心する

本人は、ひとまず気持ちが落ち着きます。ただ、まだ妄想が解消したわけではありません。しばらくたったら、また同じ話をすることもしばしばです。「前に言ったでしょ」などと片づけず、なるべく淡々と話を聞くようにしてください。

否定する、説得する

そんなことは誤りだと論理立てて説明しても、本人は自分なりに筋道を立てて納得しているので、話が堂々巡りになってしまいます。

言い争いになる 孤立無援感

実り少ないばかりか、「自分の言うことを信じてくれない」「否定される」「苦しさをわかってもらえない」と、本人は孤立無援感を深めます。

急性期
②

症状の背景には「理由」がある

患者さんが妄想を抱く背景には、どのような気持ちの動きがあるか、ごく簡単にみておきましょう。本人の気持ちによりそうためには、「なぜそのようになるのか」を知ることは助けになります。

合理的な判断が困難になる

統合失調症では、思考の柔軟性が失われるため、情報をうまく組み立てることが苦手になってしまいます。しかも、一度思い込むと、軌道修正がむずかしくなります。

●道で知らない人とすれ違ったとき

「自分の様子をみにきたのだ」などと自分と関係がある人だと思い込む

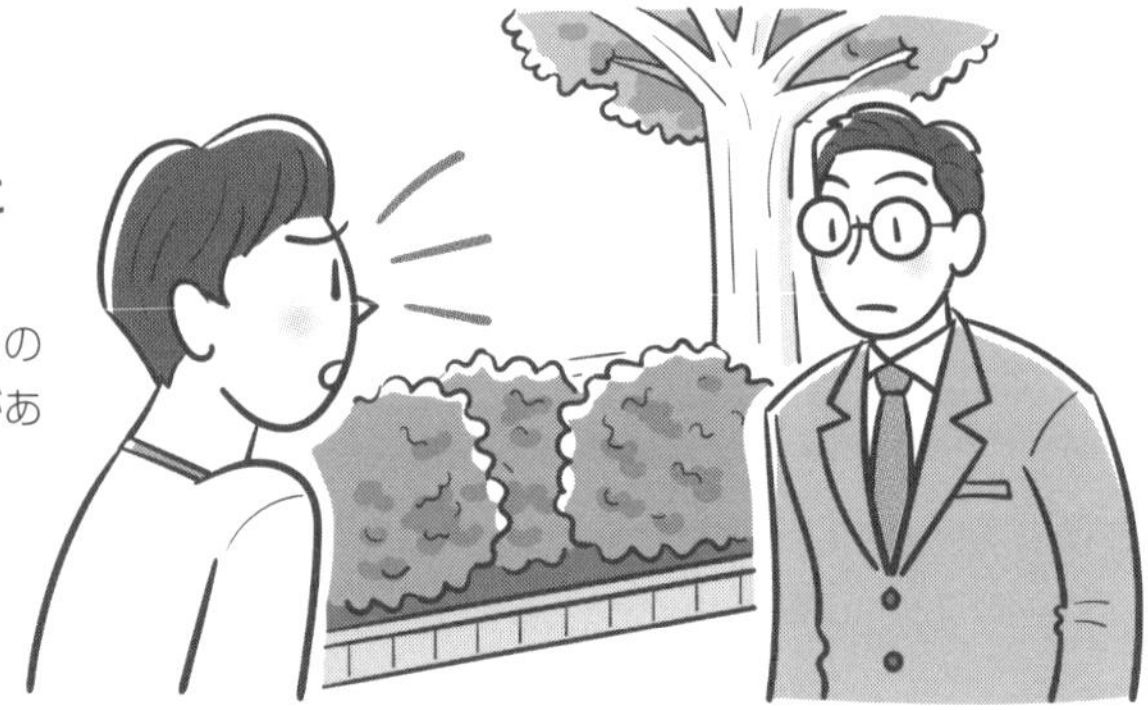

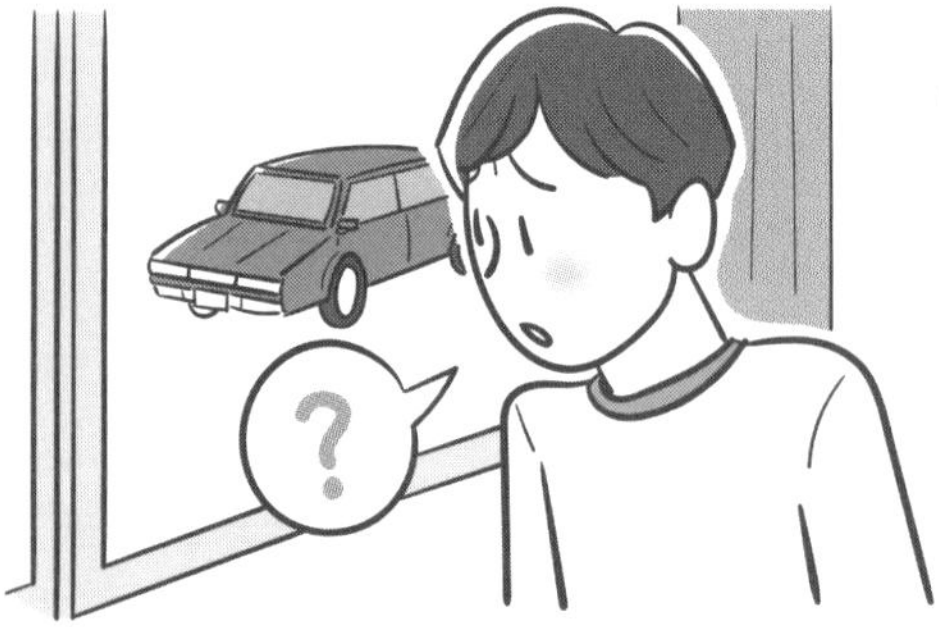

●自分の家の向かいにみなれない車が停まっているとき

「車の中からスパイが自分を監視している」など、よくない方向に考えてしまう

不安に感じる

急性期に至る前駆期から、漠然とした不安を感じはじめています。感覚過敏もあり、ふだんなら「自分に関係がない」と意識せずに見過ごせることまで気づくようになります。ところが、自分に入ってくる膨大な情報を整理できなくなって、不安な気持ちがかきたてられます。

「妄想」は本人には「真実」

統合失調症には「さまざまな心の働きをまとめあげることができなくなり、感覚過敏な状態のなか、自身も不安や恐怖に巻き込まれ、あせりのかたまりになってしまう」ような症状があります。

急性期には、患者さんは自分の周囲で起こるすべてのことが、自分となにかしら関係があると思い込んでいます。しかも、多くの場合は悪い解釈です。身の周りの事柄を自分の不安感やあせりと結びつけて、自分なりに説明をつけようとしているからです。

話を聞くほうにとっては妄想でも、本人にはそれが真実です。「そんなわけはないでしょう」と頭から否定したり、論理立てて説得しようとしたりするのは禁物です。むしろ本人は、わかってもらえない孤立感や不安感をつのらせることになります。

自分なりに理屈をつけようとする

自分の不安感の原因は何か、なぜこのような不快な思いをしなければならないのか、理由を探し、自分なりにストーリーをつくり出します。ところが、気持ちを集中させて、論理立てて考えることがむずかしいため、「自分はねらわれている」「じつは自分は重要な秘密を握っている」など、筋道の立たない、現実離れした内容となってしまいます。

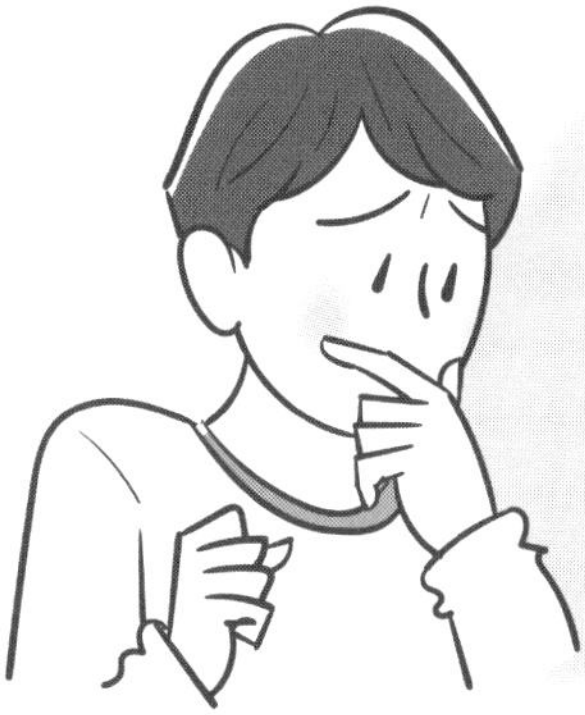

自分の身を守ろうとする

たえず不安な気持ちを感じていたり、危険にさらされているという思い込みから他人との接触を拒んだりするようになります。孤立感もあります。

●外部の世界と触れるのを避け、自分の部屋や布団の中に閉じこもったりする

「監視されている」「自分の考えや感情が他人につつ抜けになっている」などの不安感から、ひとりになりたがることも

「家の中に監視カメラがついている」
「鏡がマジックミラーになっている」

●周囲の人を疑うようになって、つっけんどんになったり、突っかかったりするようになる

自分の周りにスパイがいると思い込むこともある。妄想を否定する人のことを「敵だ」と思ってしまうこともしばしば。孤立感を深める

会社や学校、友達など身近な存在だけでなく、道ですれ違っただけの人を敵だと思い込むことも

急性期
③

よけいな情報を遮断し、静かな環境をつくる

過敏になった神経を鎮めるには、医療機関での治療とともに、神経を刺激するもとを断つことが大切です。周囲の人は、本人が静かに過ごせるように環境を整えてあげましょう。

情報のうずを断つ工夫を

興奮が激しい時期は、身の周りのものすべてが刺激となりえます。患者さんがよけいなことを考えなくてすむように、できるだけ静かな環境をつくりましょう。

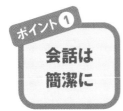

ポイント1 会話は簡潔に

集中力を保つことができない人には、こみいった話も負担になります。伝えたいことは一つずつ、簡単に伝えましょう。

会話も、ゆっくり、わかりやすく話すように心がけます。

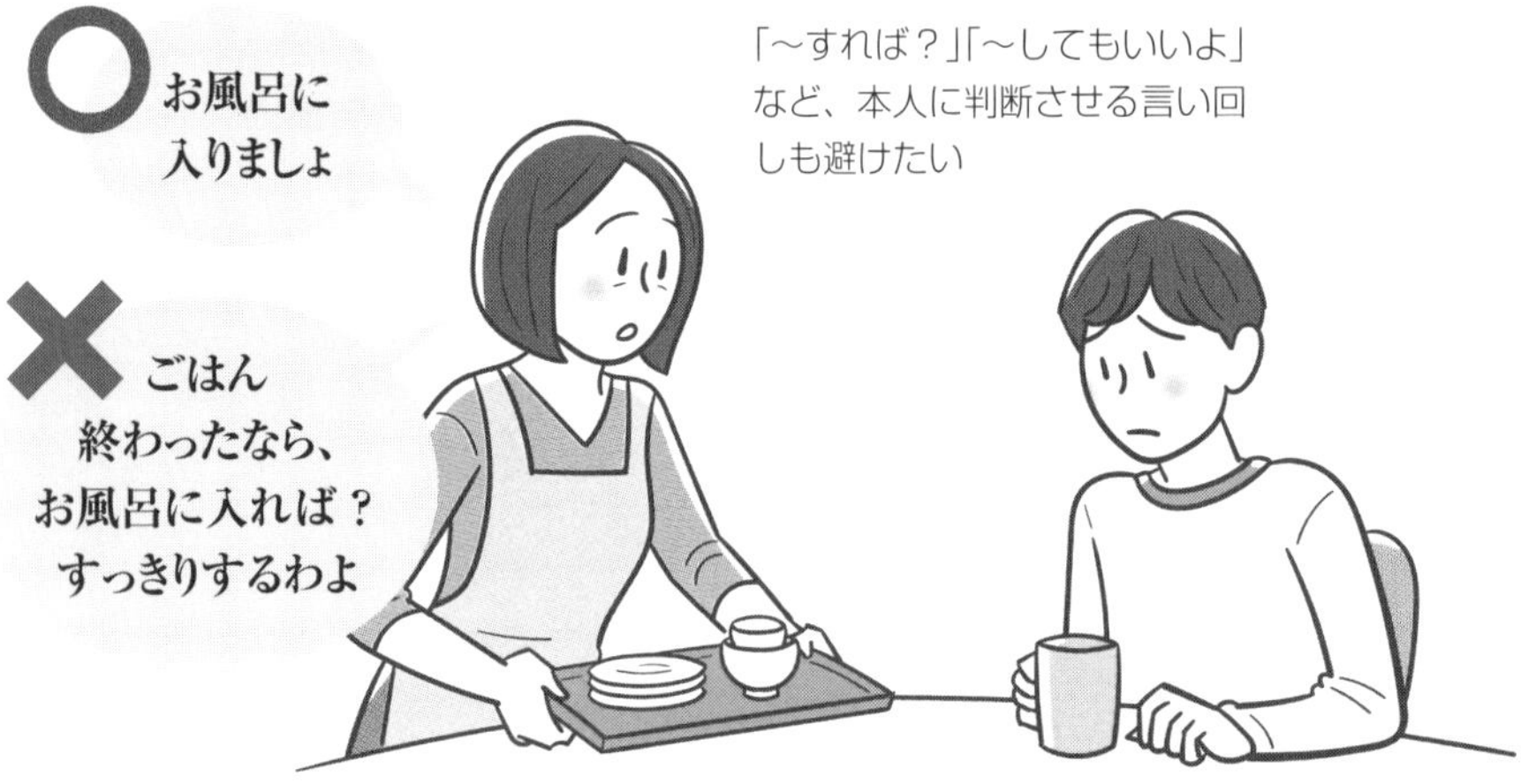

○ お風呂に入りましょ
× ごはん終わったなら、お風呂に入れば？すっきりするわよ
「〜すれば？」「〜してもいいよ」など、本人に判断させる言い回しも避けたい

ポイント2 テレビ、スマホはできるだけ遠ざける

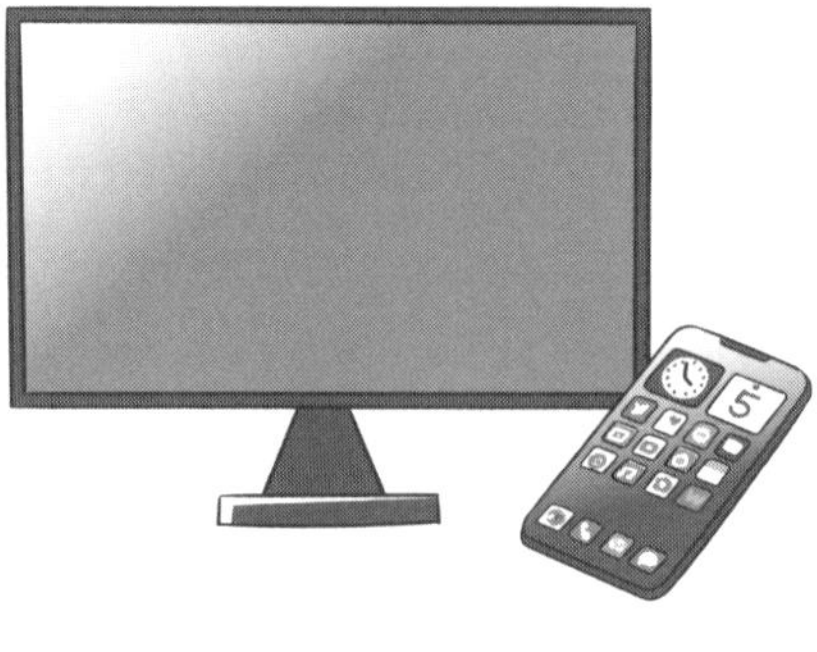

テレビやスマホはできるだけ遠ざけるようにします。ただし、本人が楽しんでいる場合は、無理にやめさせることはありません。

ポイント3

人ごみへの外出はしないほうがよい

まったく関係ない他人どうしの会話や人の視線も、本人にとっては疲れるもと。どうしても外出する必要がある場合は、ほかの人がつきそって出かけるのがベターです。

ポイント4

光や音も少ないほうがよい

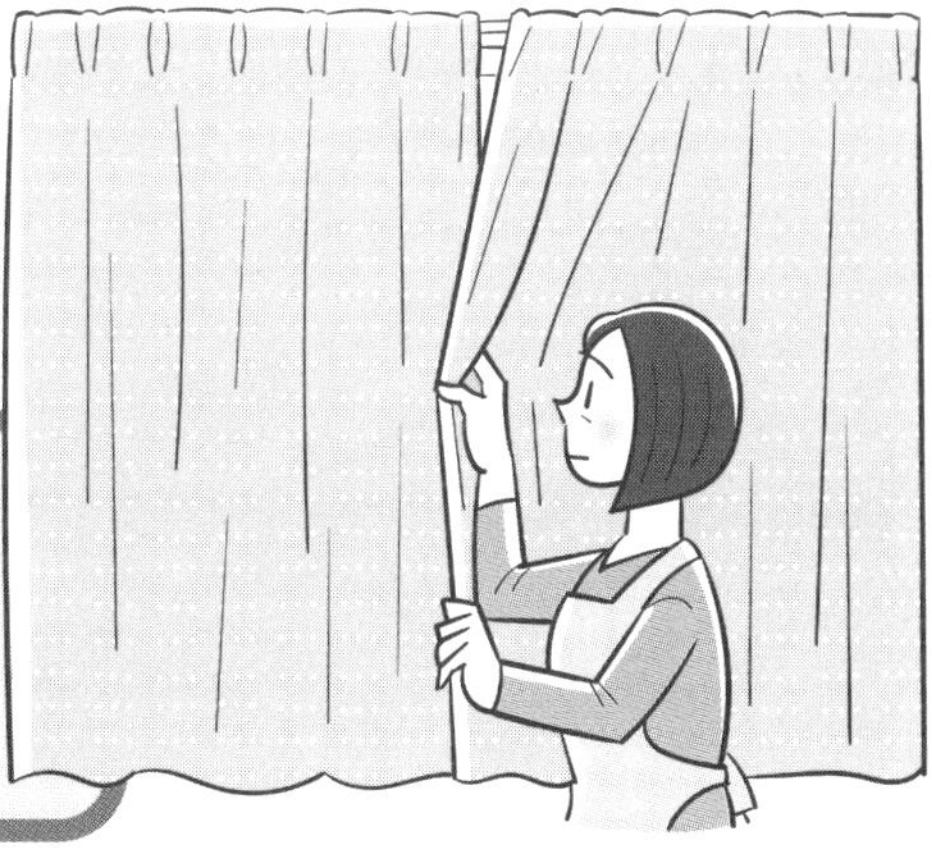

窓にカーテンをかけ、音楽などを聴くときには小さめの音にするだけでも、刺激はかなり少なくできます。

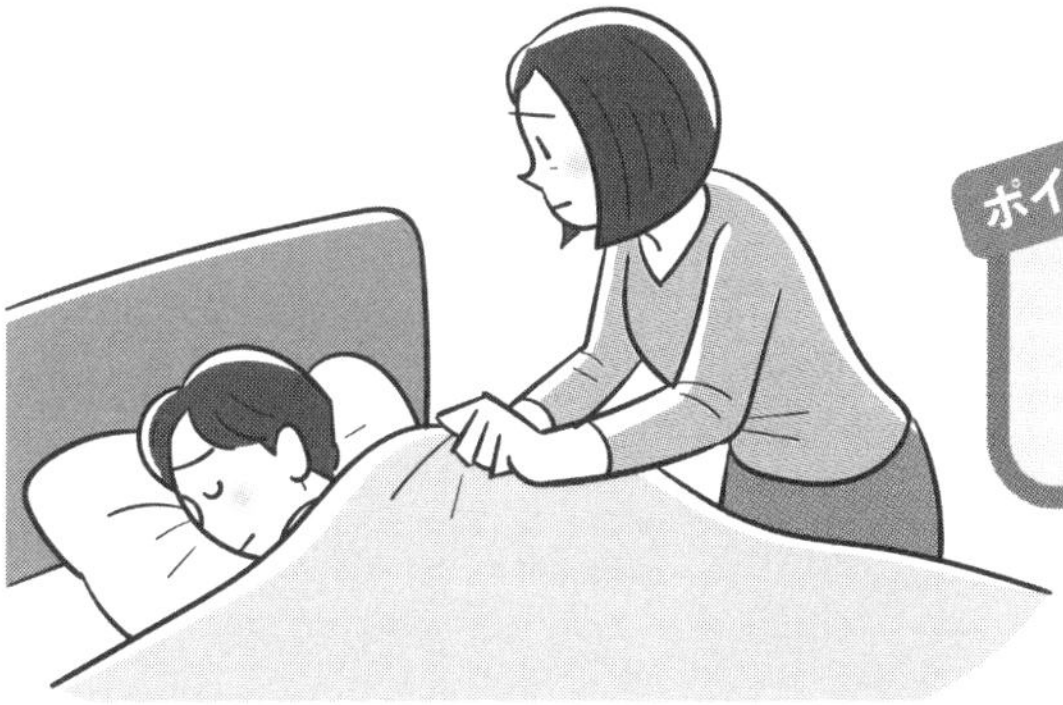

ポイント5

できるだけ寝かせる

睡眠は、興奮した神経を鎮める最良・最強の薬。本人は良質の睡眠がとれなくなっていることが多いものです。睡眠薬を使ったり、よく眠れるよう環境を整えたりすることが大切です。

シェルターで保護する気持ちで

受けとる情報の量が多く、自分で処理しきれないというのは、非常に不安な状態です。興奮がひどい時期は、家の中で静かに過ごせるように工夫しましょう。

強い光や音も、過敏な神経には響きます。本人がいやがるようなら、できるかぎりとり除くようにします。

無理のしすぎは禁物

急性期は患者さんの症状の変化が激しく、周囲の人はその対応に必死、という状態がしばしばあります。しかし、家族が無理をしすぎて、気持ちにゆとりがなくなっていては、患者さんにもよい影響を及ぼしません。

家族だけでは対応しきれないと感じたら、アウトリーチという方法もあります（→P63）。早めに担当医に相談しましょう。

消耗期
①

ぼんやりしがちで、睡眠時間も長くなる

急性期には、心も体もエネルギーをたくさん使います。そのため、興奮が鎮まってくると、今度は極端に活動性が低くなり、足りなくなったエネルギーをためるための「消耗期」となります。

子どもっぽさはエネルギー不足のサイン

消耗期には、患者さんはぼんやりして寝てばかりになります。急性期に現れた激しい症状がおさまるにつれて、エネルギーが失われた状態が強く表に出てきたと考えてもよいでしょう。この時期は、エネルギーを蓄えるための充電期間なのです。

消耗期には、患者さんはよく眠り、小さな子どものようなふるまいをすることもしばしばです。

ただし、この状態はずっと続くものではありません。エネルギーの充電が進むにつれ、本人の状態は、薄皮をはぐように少しずつ変わってきます。

急性期をのりこえて

ゆっくり休んだり薬を使ったりして神経の興奮状態が鎮まり、周囲の人の支援で安心感が得られるようになると、急性期をのりこえることができます。

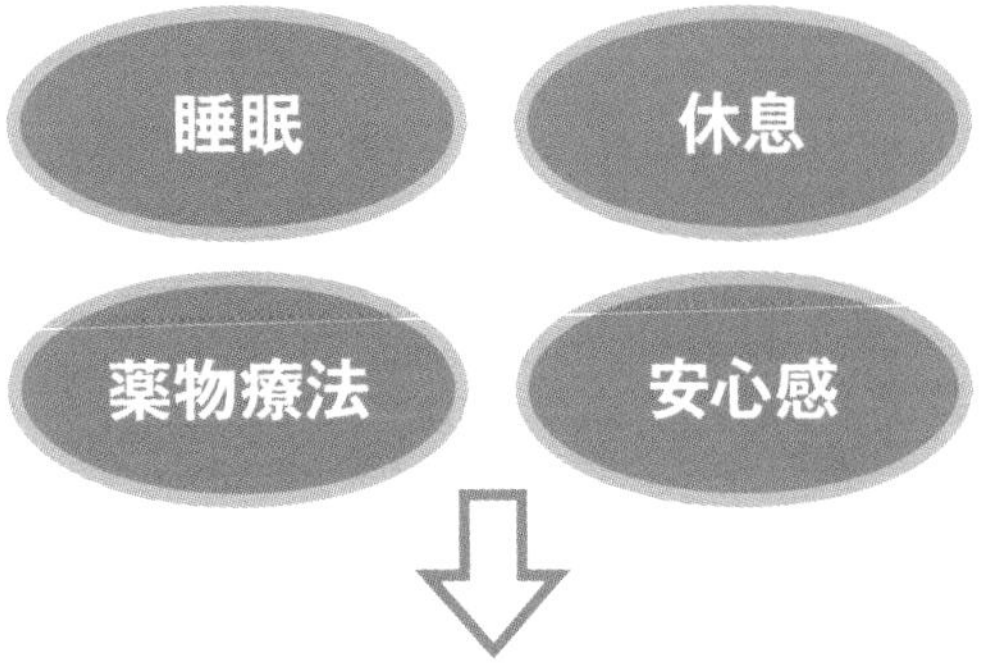

上記の４つは急性期からひきつづき、消耗期にも大切。「ちゃんと寝てしっかり休もう」というメッセージを本人にも伝える必要がある

子どもっぽくなる場合も

消耗期には、子どもに戻ったような態度になることもあります。これは症状というよりは、エネルギーが不足したための一時的な状態と考えられます。

●甘えんぼうになる

周囲の人にまとわりついたり、いっしょに寝たがったりと、わずらわしく感じるほどに子どもっぽくなるときもある

●間食をする

食事時間以外にも、甘いものを食べがち。これには薬の副作用が関係している場合がしばしば

●無気力で受動的になる

自分から何かを進んでやることがほとんどなく、言われたことをゆっくりと、やっとできる状態。周囲の人がイライラしてしまうことも多い

睡眠時間は治療時間

睡眠は神経を休め、回復を促すために欠かせません。消耗期にたくさん眠るようになるのは、それだけ神経が疲れているサインでもあるのです。朝寝、昼寝をとがめず、よく眠らせてあげてください。

ポイント1 無理をさせず こちらがつき合う

起きているときも、患者さんには無気力な様子や子どもじみたふるまいがみられます。「しっかりしろ」と言いたくなるものですが、ここはがまんのしどころです。本人のペースを尊重し、周囲の人がそのペースに合わせるように心がけます。

ポイント2 夜間に眠っているかをチェックする

トータルの睡眠時間も大切ですが、特に夜眠れているかは重要です。昼によく眠っていても、夜に眠れていないと、「よい眠り」にはなりにくいのです。

夜に眠れていない場合は昼間に一度起こすなど、生活のリズムを整えたり、薬の使い方を変えたりすることが必要です。医師に相談してみましょう。

対処法

- 薬のバランスを相談する
- 少しずつ生活のリズムを整える

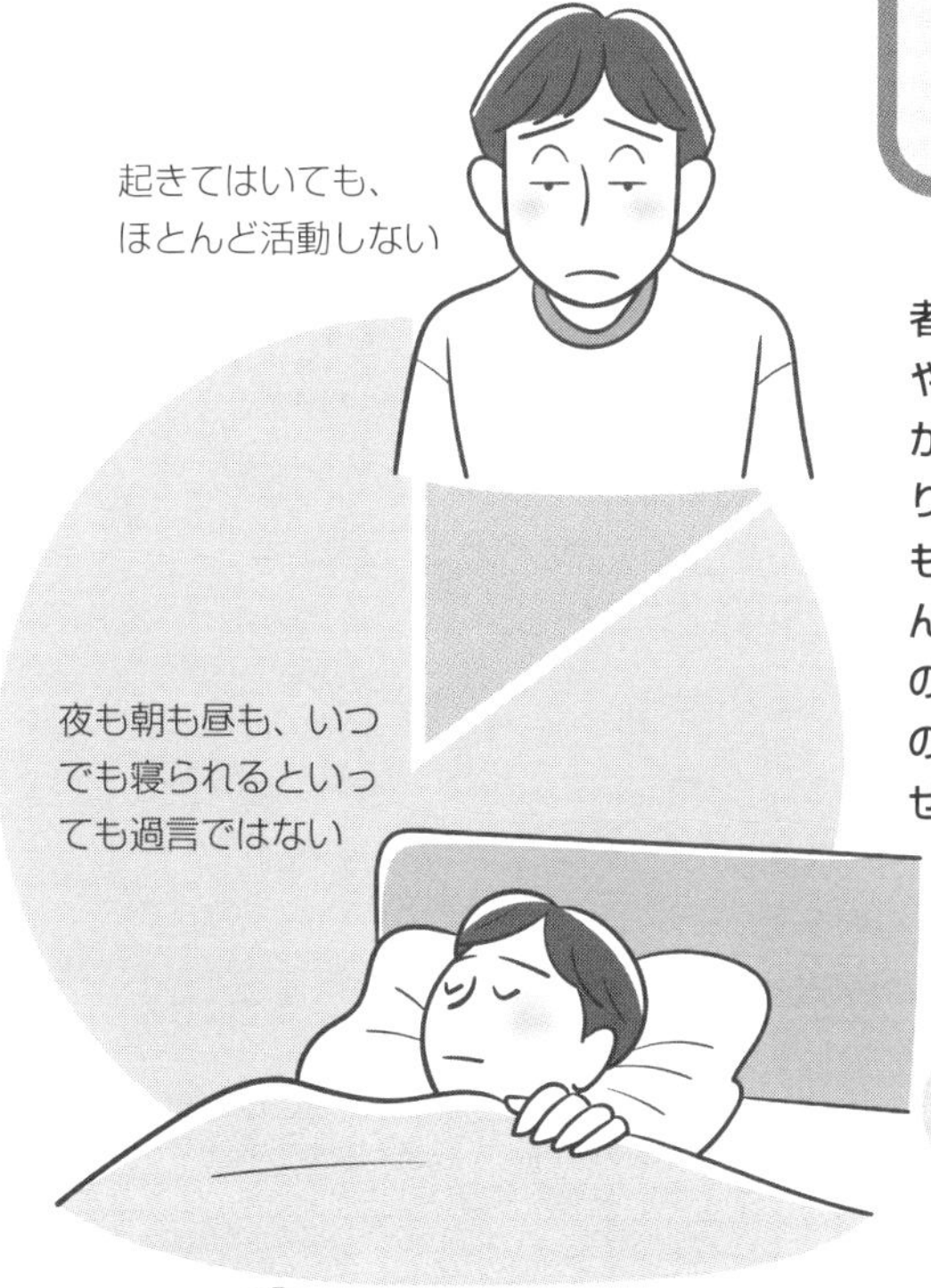
起きてはいても、
ほとんど活動しない
夜も朝も昼も、いつでも寝られるといっても過言ではない

ポイント3 睡眠の質を回復の目安にする

睡眠時間が長くても、「よく眠っている」とは限りません。本人がどう感じているかを確かめましょう。「よく眠れた」と感じられるようになると、回復は順調といえます。

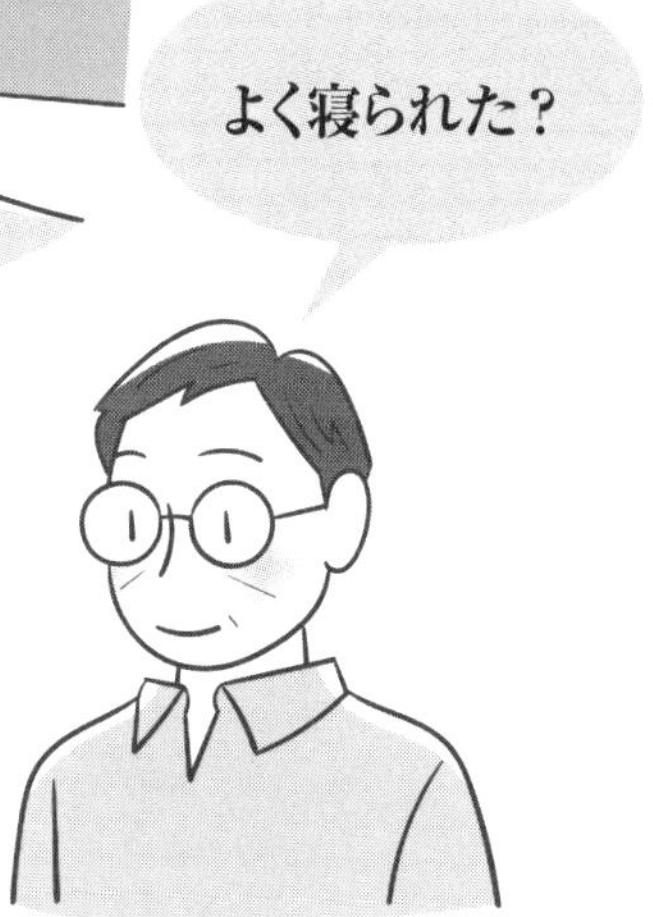
よく寝られた？

朝、あいさつ代わりに睡眠の手ごたえを聞く習慣を

消耗期
②

「急がば回れ」と周囲の人が心得る

消耗期は、患者さんが休んでばかりいる様子に、周りの人は「こんなにダラダラしていて大丈夫だろうか」と心配したり、イライラしたりするでしょう。でも、この時期、もっとも大切なことは「待つ」ことです。

健康な人が思う以上に時間がかかる

疲れ果てた神経が再び元気をとり戻すには、とても長い時間がかかります。消耗期と、その次に訪れる回復期を経て本調子になるまで、だいたい二～三年はかかると考えましょう。

その間は患者さんのペースを尊重し、少々のことはおおめにみることが大切です。

何もしていないようにみえても、患者さんの心身はメンテナンスの最中。疲れやすく、集中できない、気持ちが落ち込むなどの症状に悩まされています。

この時期は「休んでも大丈夫だよ」と周囲の人が保証することが、なによりも治療に役立つのです。

本人の感じ方

本人は、意欲がわかず、思うように動けない自分を歯がゆく感じ、不安やあせりを抱えているものです。

消耗期の患者さんが、家族に望んでいることを、多い順に紹介しましょう。

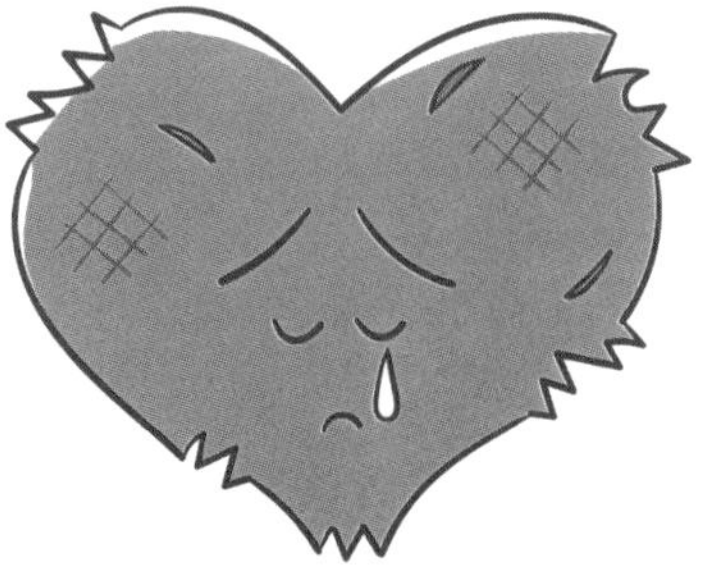

①もっと私の気持ちをわかってほしい
②口やかましく指示しないでほしい
③傷つけるような言動をしないでほしい
④人間として、大人として認めてほしい
⑤信頼してほしい
⑥世間体を気にしないでほしい
⑦私をそっとしておいてほしい

（全国精神障害者家族会連合会の調査より）

悪気はなくても、心配のあまり患者さんをかまいすぎたり、批判したりという周囲の人の行動が、かえって本人を傷つけていることがうかがえます。

心配のあまり叱咤激励したり、つい批判的な言葉を投げかけたりしていませんか？

気をつけたい言葉の数々

患者さんを守らなければと思うあまり、子ども扱いしたり、気持ちを代弁したり、世話を焼きすぎたりしていませんか？

こんなこともできないの？

いつまでダラダラしているんだ

しっかりしなさい

これからどうするんだ

ちょっとは手伝ったらどう？

心配でみていられないわ

はい、いい子ね、きれいにしてね

私がやっちゃうから、あなたは何もしなくていいわよ

情けない……

いい？　大丈夫？本当にできる？

もう働くのは無理なんじゃない？

回復期①

「少しずつ」「好きなことから」できるように

エネルギーの充電が進んでくると、患者さんの元気は少しずつ外に向かって出ていくようになります。ただし、すべてが一度にできるようになるわけではありません。あせらず、変化を見守りましょう。

身の周りから少しずつ

最初は、取り組みやすいところから回復のきざしが現れます。

家族としては「がんばって家事や仕事をしてほしい」というところでしょうが、「やらなければならないこと」は、誰でもあとまわしにしたいもの。気長に待つ心構えが大切です。

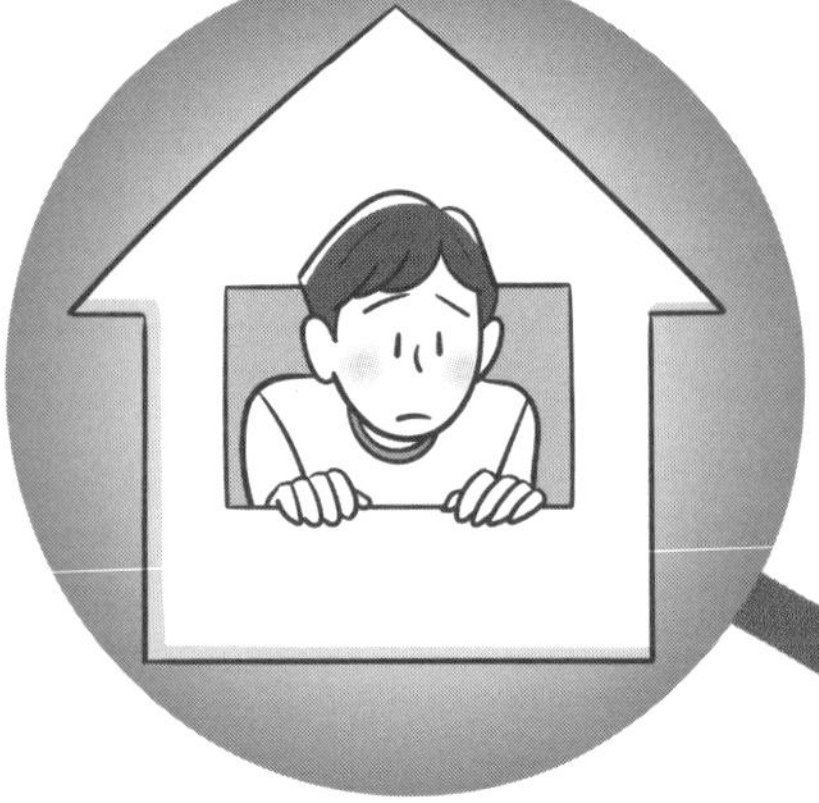

メールやLINE®に応じる

今まで誰からの連絡にも応えられなかったのだが、親しい友人から届いたメールやLINE®に返信できるようになります。

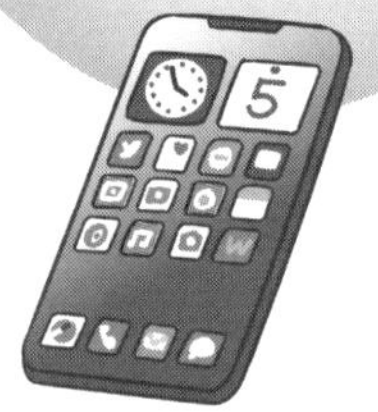

テレビやネットをみる

テレビをみたり、ラジオを聞いたりしようという気になります。インターネットをみる人もいます。最初はニュースなど、単純な番組やサイトばかりみることが多いようです。

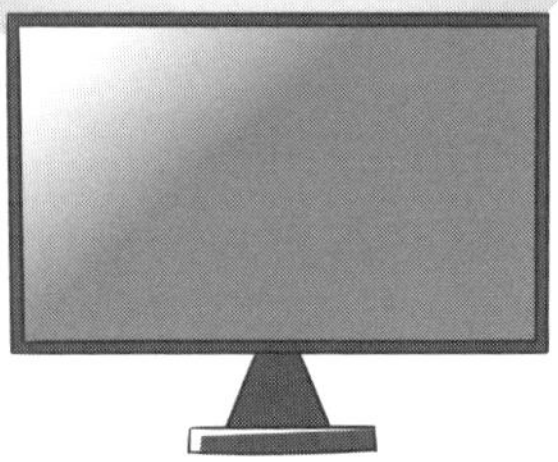

ゲームができるようになる

インターネットなどのゲームをする人が多いようです。また、ドラマや映画を楽しめるようになります。

途中経過には個人差があります。

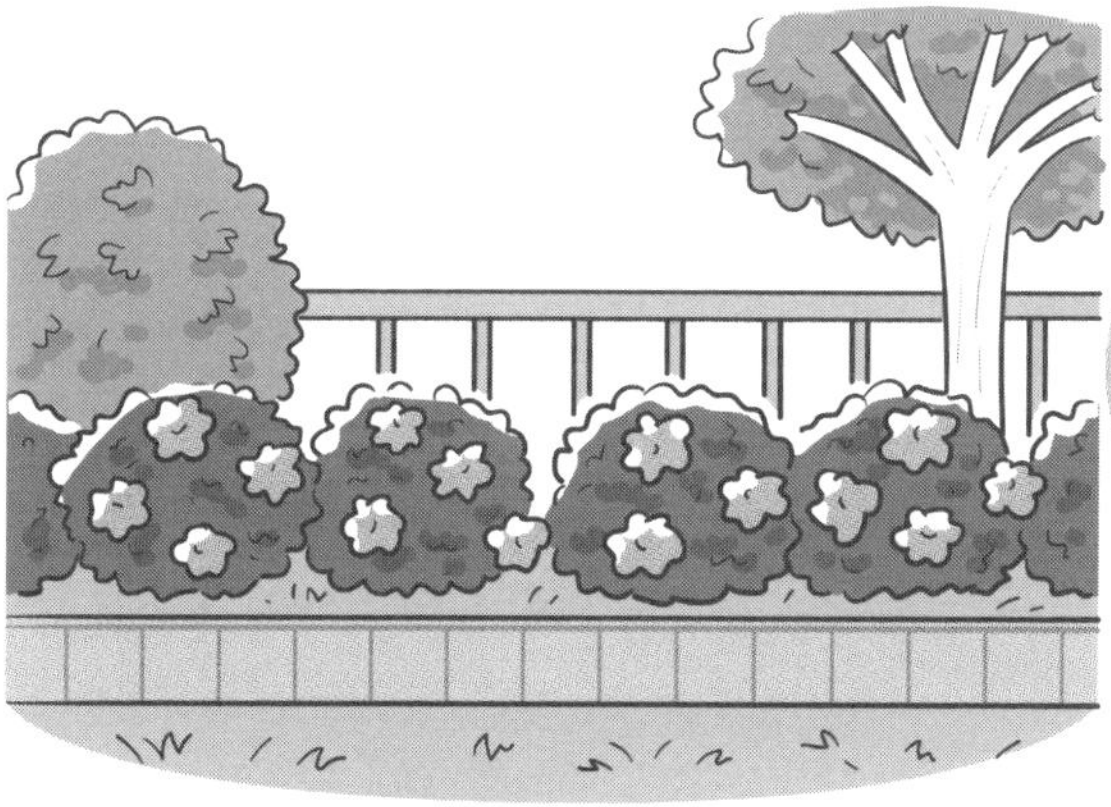

家の外に出る

家の中にこもりきりだったのが、庭に出たり、家の外に足を運んだりするようになります。

散歩やちょっとした外出を楽しむ

家の外をちょっと散歩したり、近所で買い物をしたりと、気晴らしするゆとりが出てきます。

会話の相手がふえていく

家族としか話をしなかったのが、近所の人などとあいさつを交わすようになります。

本など、活字を読み、さまざまなジャンルの情報に接することができるようになる

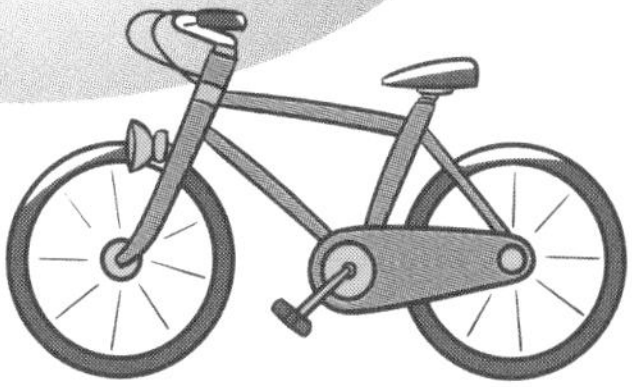

やるべきことをやるようになる

家事や手伝いなど、やらなければならないことは、かなり回復してからできるようになります。

ゆとりが少しずつ生まれる

消耗期に十分に休めてエネルギーが蓄えられていくと、何かをやるための「エネルギーの余剰」が生まれてきます。この時期を「回復期」とよびます。

これは言い換えれば、気持ちにゆとりが出てくるということ。外からみるとさして変化がなくても、本人がゆとりを感じられるようになるのは、かなり回復しているサインと考えられます。

行動範囲は少しずつ広がっていきます。最初は本人の好きなことや、負担が少ないことから始めるとよいでしょう。

回復期②

ためしにやってみる気持ちを大切にする

体力が戻り、神経の疲れも十分に休まると、いよいよ社会復帰に向けた意欲も生まれてきます。この時期は、もっとも慎重にならなくてはなりません。あせっては、かえってたくさんのストレスを抱え込んでしまいます。

この時期がいちばんがまんのしどころ

調子が戻ってくると、周囲の人も本人も、もとの生活に戻りたい、仕事も始めたい、という気持ちがわくのは自然な流れです。

しかし、もとの生活とは、無理をしつづけて発症した生活です。もとの生活に戻ろうとするのではなく、むしろ新たな人生を始めることを考えましょう。

また、社会復帰はけっしてあせってはいけません。がんばらなければ、と無意識のうちに力がこもって、新たなストレスを抱え込むことになりかねません。周囲の人は、本人が「ためしに練習する」気持ちを持てるように見守り、サポートします。

徐々にペースをつかんでいく

以前と同じようにいきなりやろうとするのは困難なことが多いようです。元気が戻るには、長い時間がかかります。リハビリテーション（リハビリ）や短期間のアルバイトで肩ならしをするとよいでしょう。

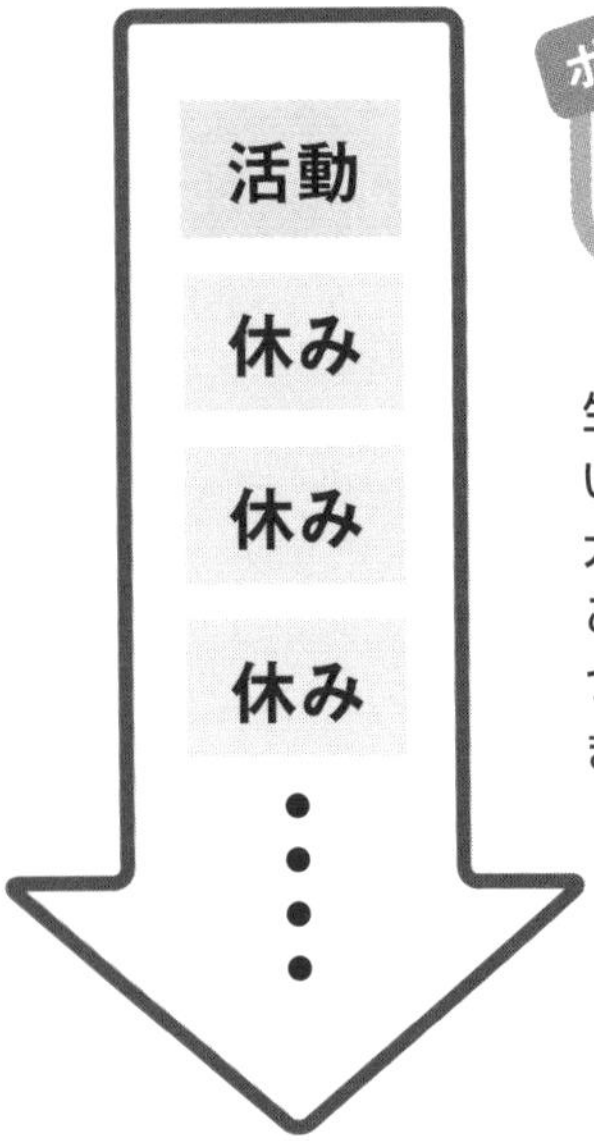

ポイント1

休むペースを決める

あせっていると、以前の生活に戻ることにしか目がいきませんが、この時期に大切なのは休みを心がけること。ふだんの生活をしつつ、休むコツをマスターしましょう。

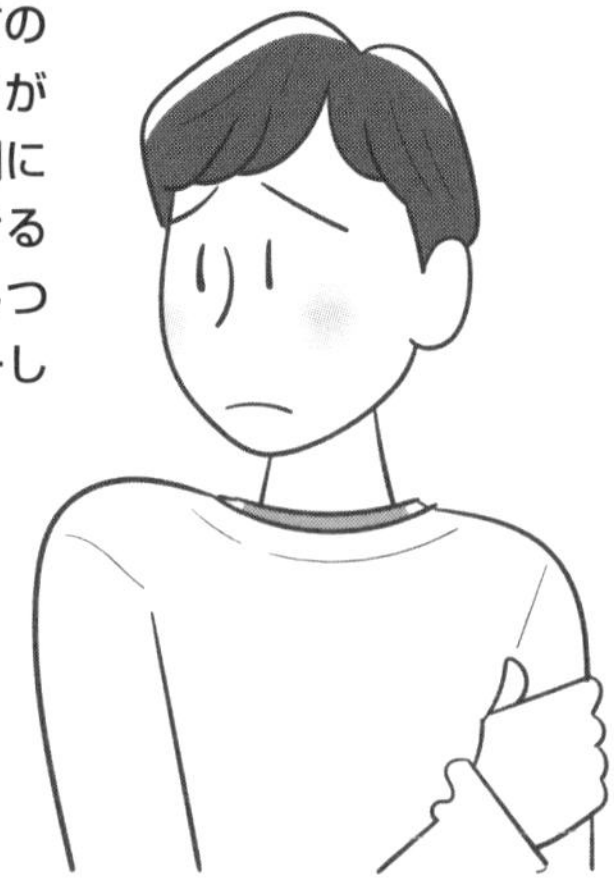

これからのことが心配で、ついあせってしまう。ここは時間をかけることが大切だと理解しよう

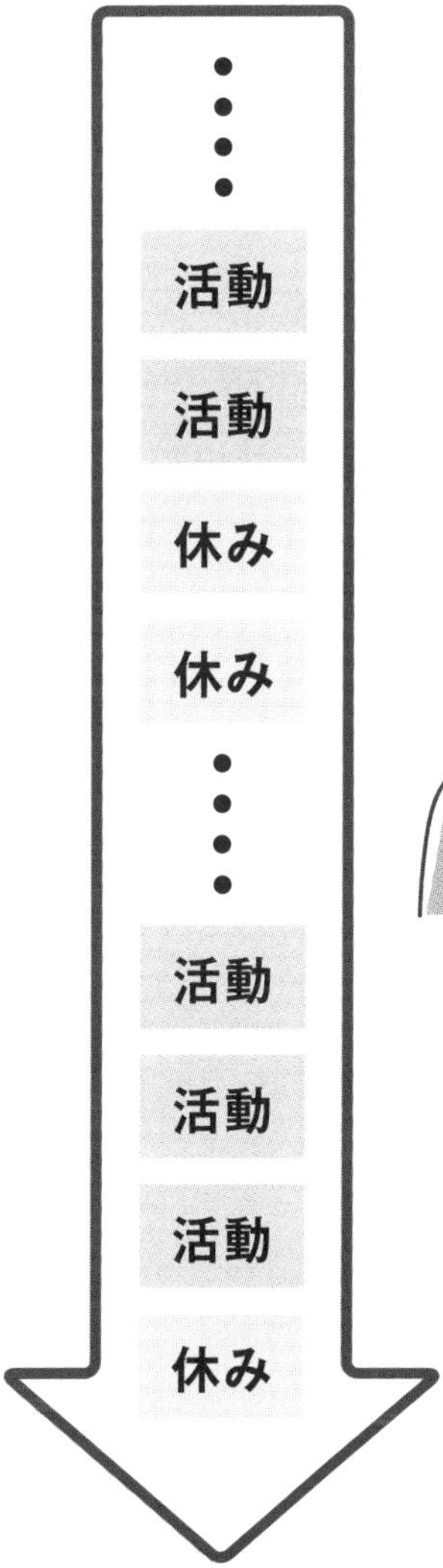
・・・・
活動
活動
休み
休み
・・・・
活動
活動
活動
休み

「ためしにやってみよう」「練習してみよう」という気持ちで

ポイント❷

ペースはゆっくり、徐々に上げていく

いきなりすべてをやろうとしないで。疲れはたまっていないか、気持ちがあせりすぎていないか注意しながら、少しずつペースを上げましょう。

●家族は

「大丈夫？」「疲れていない？」など、あからさまに様子を探るよりも「今日は楽しかった？」「お疲れさま」など、声かけの工夫を

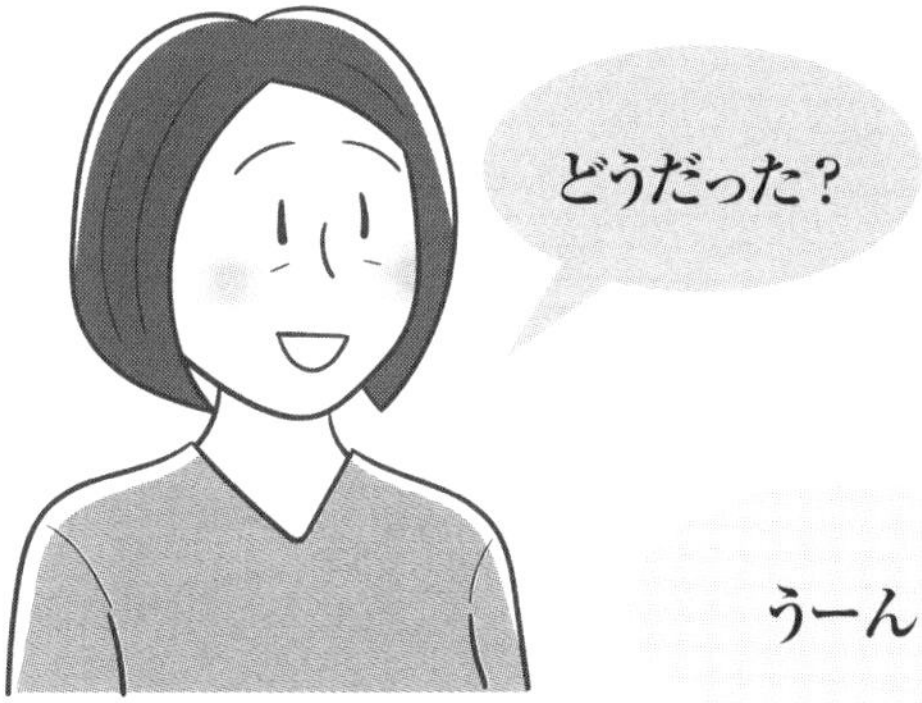
どうだった？

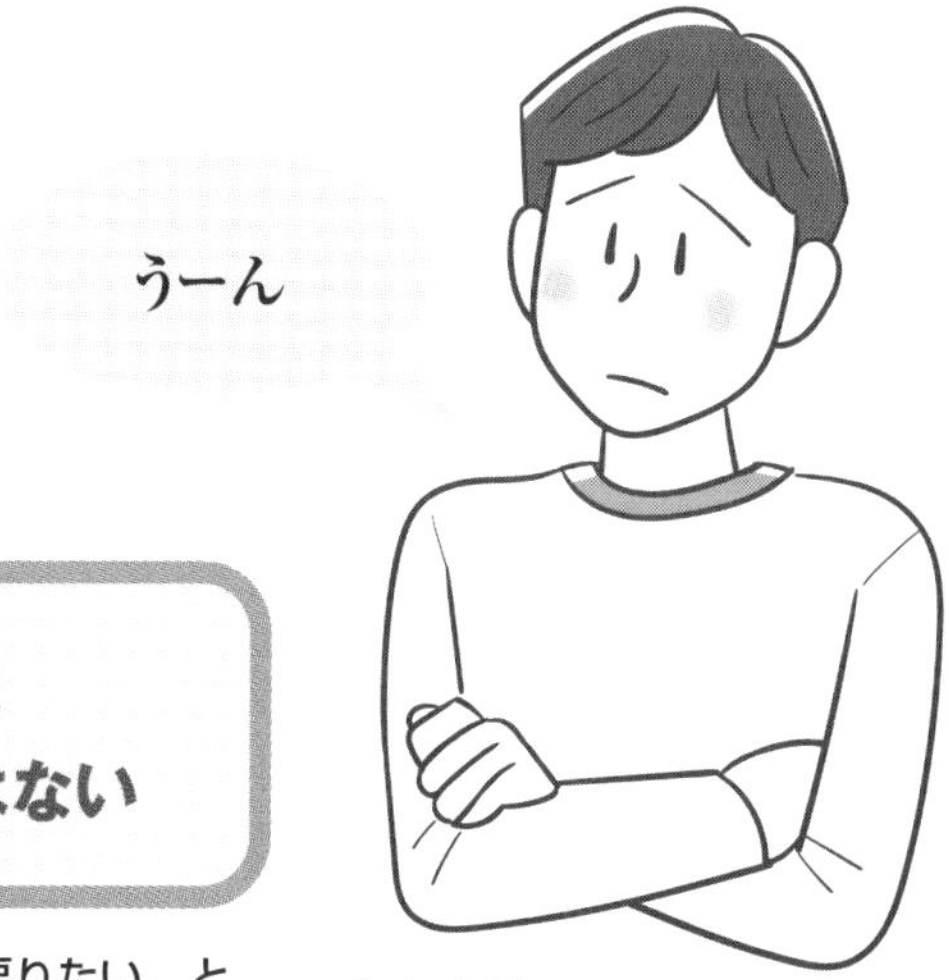
うーん

ポイント❸

もとに戻るのではない

以前と同じ状態に戻りたい、と思う人は多いでしょう。しかし、もとの状態に、すでに無理があったのです。

●本人は

気持ちが張っていると、疲れに気づきにくい。体調はどうか、無理はしていないか気をつけて

ポイント❹

簡単な作業から復帰する

リハビリのポイントを、周囲の人も理解し、ともに歩む気持ちが大切です。

職場の理解が得られるなら、少し負担の少ない部署に異動させてもらうとよいでしょう。

相談コーナー

なぜこのような症状が？

現実にはありえないことを訴えます。理解に苦しみます。

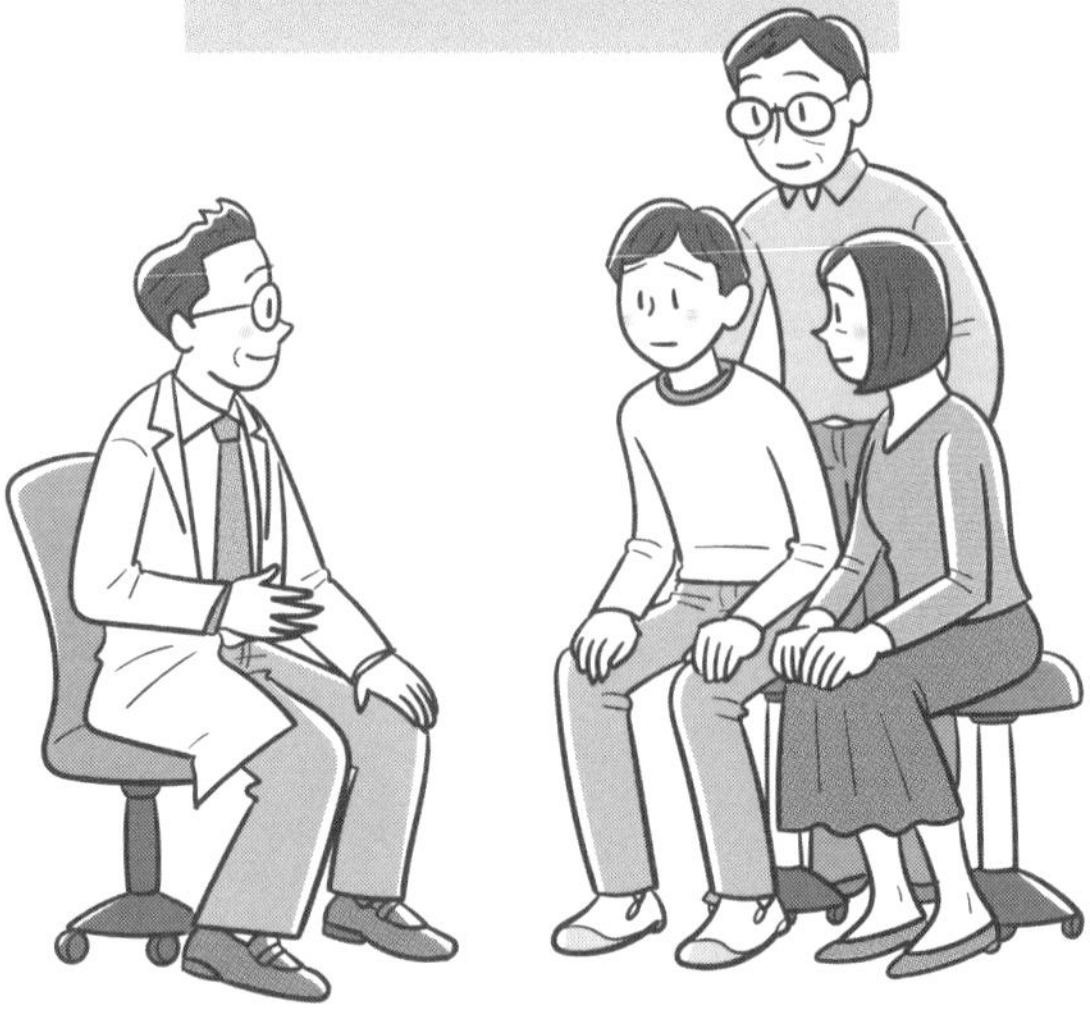

本人にとっては現実的な体験です。聞くことが大切です。

統合失調症では、不眠やイライラ感、無気力など、周囲の人にとって比較的理解しやすい症状も現れるのですが、ときに、現実にはありえないことを訴えます。たとえば「自分の部屋に盗聴器がしかけられている」「窓から飛び降りろと命令する声が聞こえる」などと言い、周囲の人が「そんなことはない」と説明しても納得してくれません。患者さんにとっては、これは現実にあることで、まさに体験していることだからです。

　背景にあるのは、安心・安全をうばわれてしまったという不安感や恐怖感、苦しさです。途方もない訴えだからといって、「そんなことあるわけない」と否定されると、本人は自分の苦しさが認められていない、孤立無援の状態だと感じます。

　家族や周囲の人は、その苦しさから生まれた「物語」に耳を傾けることがなにより大切です。「自分の感じている、この不安・恐怖を、少しはわかってもらえている」と思えることが、安心感につながるからです。「この関係のなかで受け入れられている」という安心感が芽生えることが、回復への第一歩なのです。

2

どうして起こる？
病気のしくみを理解する

最近では、さまざまな研究から、
統合失調症はストレスをきっかけに
発症する病気だということが
わかってきています。
ここでは、統合失調症がなぜ起こるのか、
患者さんがどういう状況に
おかれているのかを解説します。

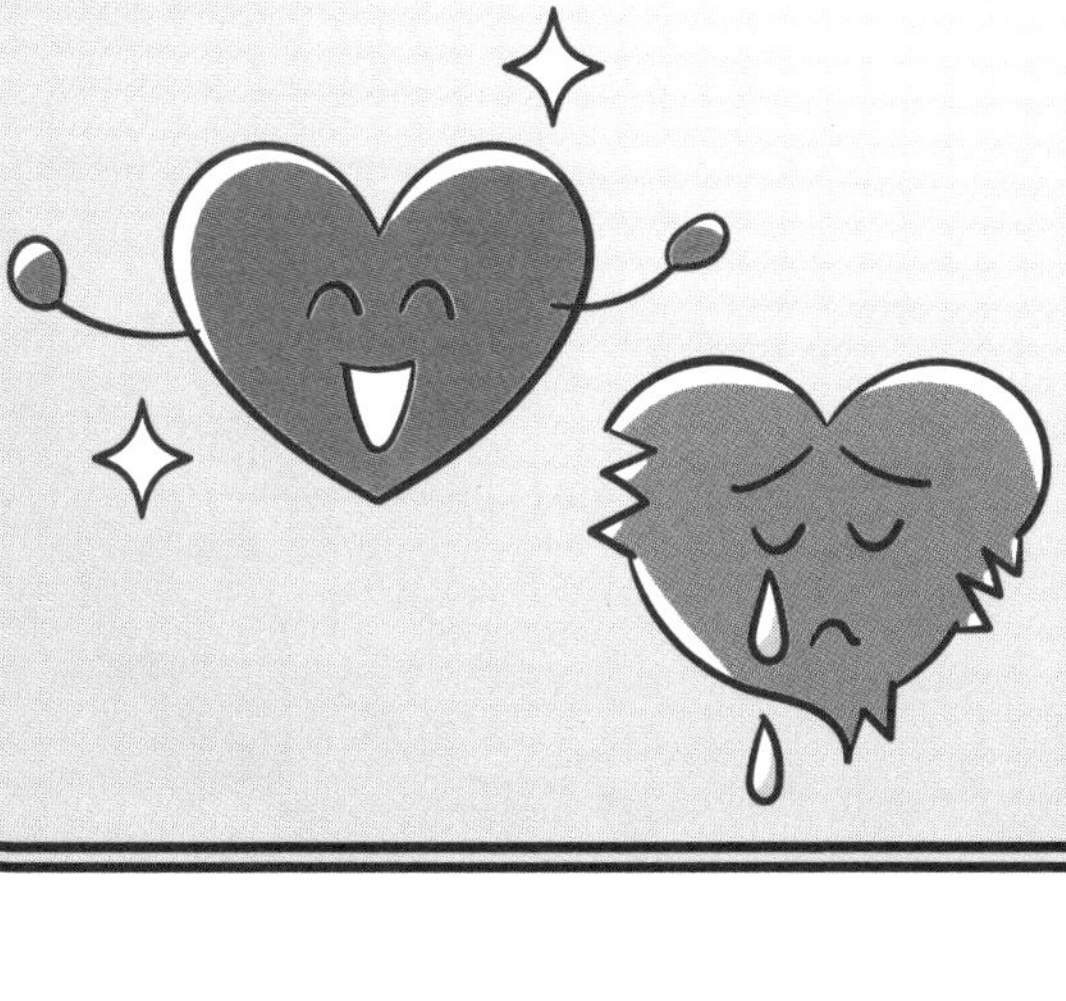

知ってきたい

統合失調症という病気の特徴

統合失調症は、昔からある精神疾患のひとつですが、誤解されていることが多いようです。病気の特徴として、ここで整理しておきます。

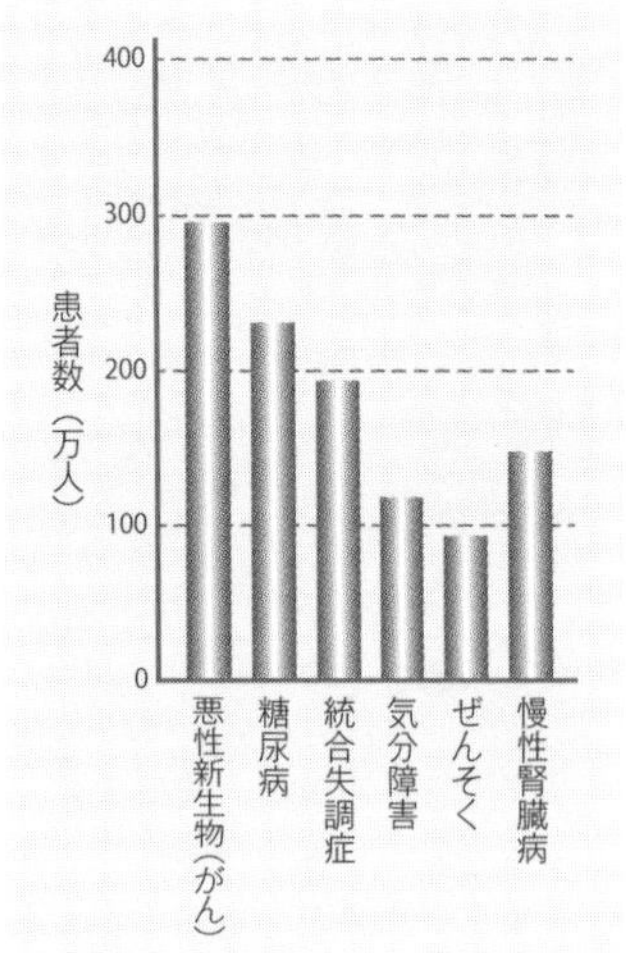

400
300
200
100
0
患者数（万人）
悪性新生物（がん）
糖尿病
統合失調症
気分障害
ぜんそく
慢性腎臓病

特徴1 まれな病気ではない

統合失調症という病気は、誤解されていることがあります。そのひとつが「患者さんの数が少ない」こと。これは社会一般の人だけでなく、患者さん自身やその家族も思い込んでいることがほとんどです。

しかし、実際には統合失調症はだいたい100～150人に1人の割合で起こるもので、けっして少ない数ではありません。

統合失調症の患者数が少なく思われている原因は、病気を周囲の人に隠している人が多いためと考えられます。

統合失調症の患者数は、糖尿病よりやや少なく、慢性腎臓病より多い。
なお、統合失調症には、統合失調症型障害及び妄想性障害を含む
厚生労働省「患者調査」令和2年10月

特徴2 回復に長い時間がかかることが多い

発症してからの状態は山あり谷ありで、回復はゆっくりです。同じような状態が数年続くこともあります。治療法を疑って十分に休養をとらなかったり薬をのまなかったりすると、再発する危険性が高くなります。本人なりの生活リズムを保ちながら、あせらずに治療を続けましょう。

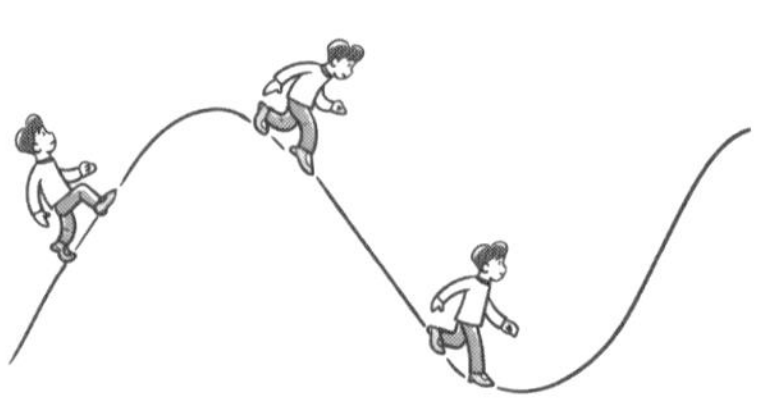

特徴3 スペクトラムという考え方がある

スペクトラムとは連続性という意味です。

統合失調症は妄想、幻覚など特徴的な症状が6ヵ月以上続くと診断されますが、6ヵ月未満でも、統合失調症のような症状が現れる病気があります。それらは統合失調症に連続した病気として、「統合失調症スペクトラム」と考え、治療を始めます。そのため、治療の途中で診断名が変わることがあります。

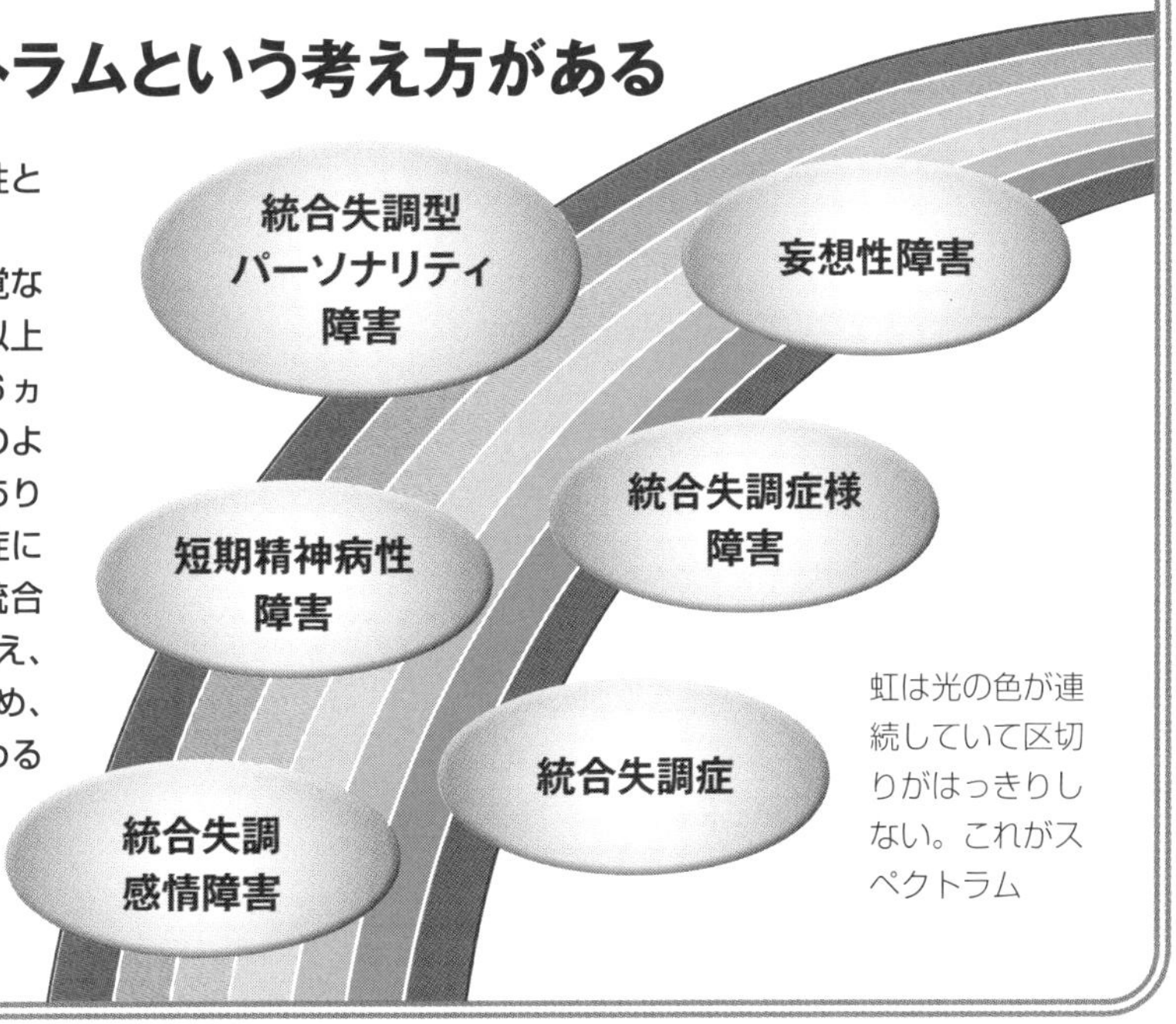
統合失調型パーソナリティ障害
妄想性障害
統合失調症様障害
短期精神病性障害
統合失調症
統合失調感情障害

虹は光の色が連続していて区切りがはっきりしない。これがスペクトラム

特徴4 診断はむずかしい

精神疾患は検査数値や検査画像などからではなく、症状から診断します。そのため、患者さんが何を訴えたか、医師が何に着目したかで診断が変わることがあります。

統合失調症の場合、上記の統合失調症スペクトラムのほか、右記のように症状が似ている病気があるため、診断はむずかしいのです。実際に、誤診も少なくありません。

●発達障害

発達障害（自閉症スペクトラム）をかかえており、成長の過程でトラウマ（心的外傷）を体験し、引きこもりになったり、感情調節困難になったりする

●複雑性PTSD

複数の慢性的なトラウマを体験したために生じるPTSD（心的外傷後ストレス障害）。感情のコントロールが困難なことが多い

●適応障害

職場や学校などに適応できず、抑うつ、不安などを体験する。環境を変えることで回復が促進される

なぜ起こる？①

ストレスの大きさと受けとめる力が関係する

統合失調症をはじめ、心の病気が起こる原因には、「ストレスの大きさ」と「受けとめる力の強さ」が、大きく関係しています。誰もがもともとストレスに耐える力をもっていますが、その力は人によってちがうのです。

さまざまな要因のうちストレスの影響が大きい

統合失調症の原因は、遺伝や性格（育った環境）などで単純に説明できるものではありません。

もっとも影響するのはストレスです。心の健康にはストレスの大きさと、ストレスに対する強さが大きくかかわっています。ストレスに強ければ問題に直面してもはね返せますが、同じ程度の問題でもストレスに弱いと心が不健康な状態に陥ってしまいます。

ストレスは常にあるもので、ときには受けとめきれないほど大きいこともあります。その点で、統合失調症はけっして特殊な病気ではなく、誰もがかかる可能性のある病気といえるでしょう。

ストレスの感じ方

同じできごとに直面したときでも、その感じ方は人それぞれです。ストレスに敏感すぎると、より大きな影響を受け、心のバランスをくずしてしまいます。

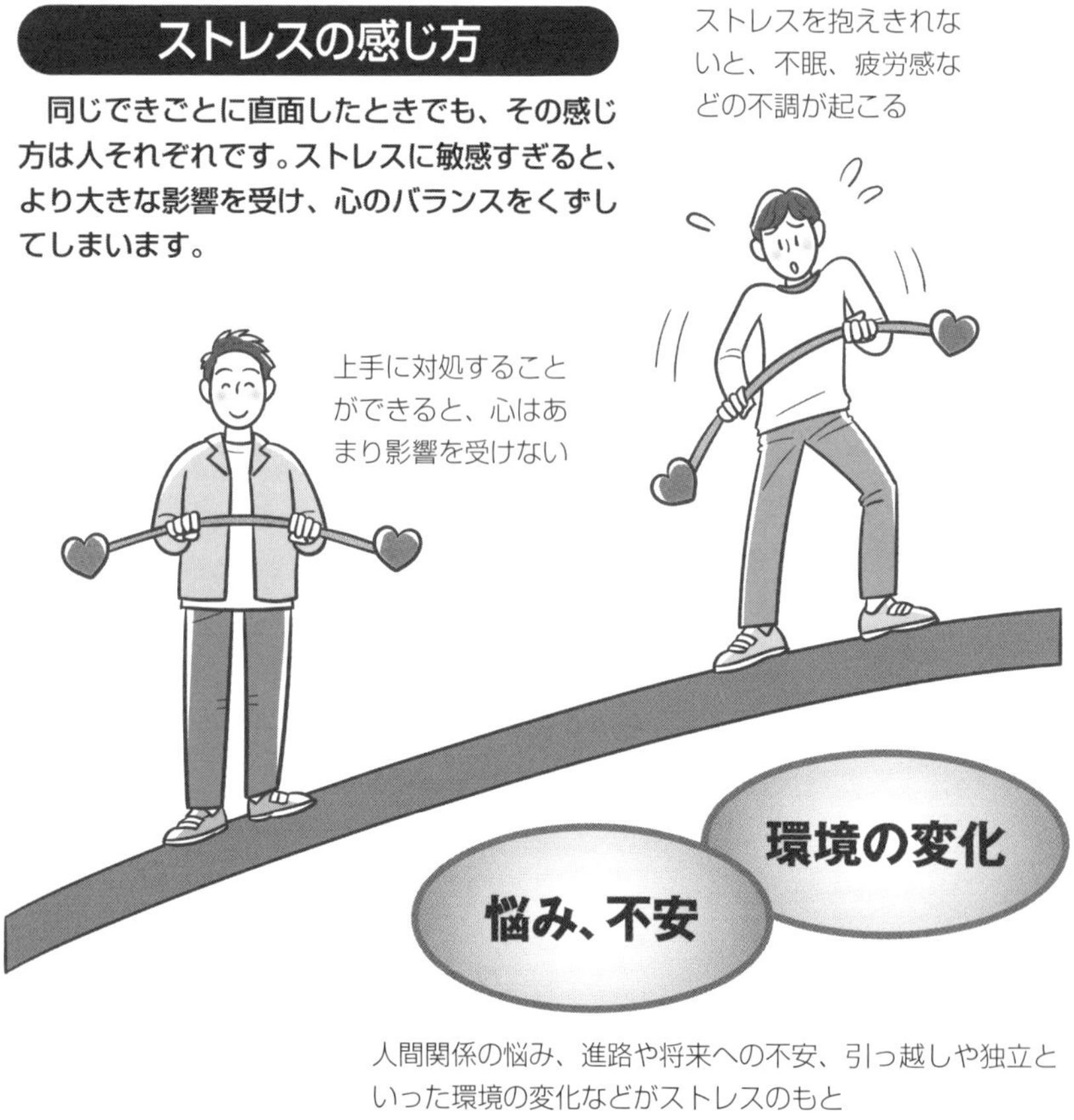
ストレスを抱えきれないと、不眠、疲労感などの不調が起こる
上手に対処することができると、心はあまり影響を受けない
環境の変化
悩み、不安
人間関係の悩み、進路や将来への不安、引っ越しや独立といった環境の変化などがストレスのもと

遺伝は関係する?

統合失調症は、遺伝的な要因も関係していることは考えられますが、「親から子、孫へ受け継がれる」ような、必ず遺伝する病気ではありません。発病した人の多くは、統合失調症にかかった近親者がいないと報告されています＊。

ストレスに対する生物的な弱さは、体質的な遺伝の影響ともいえますが、左記の脳内物質のバランスなど、複数の原因があることがうかがえます。

＊山田和男「遺伝学、分子遺伝学」『統合失調症』医学書院

脳内物質のバランス?

統合失調症は脳を中心とした神経のネットワークが障害される病気だと考えられています。

脳内では、神経細胞から神経細胞へと情報が伝達されていきますが、その伝達の役割を担うのが脳内物質です。統合失調症では、ドパミンやセロトニンといった脳内物質が注目されています。はっきりしたことはわかっておらず、今も研究がおこなわれています。

心の健康を保てるのは

同じ大きさのストレスがあるときに、それをストレスと感じて心にダメージを受けるかどうかは、その人の受けとめ方の強さによります。

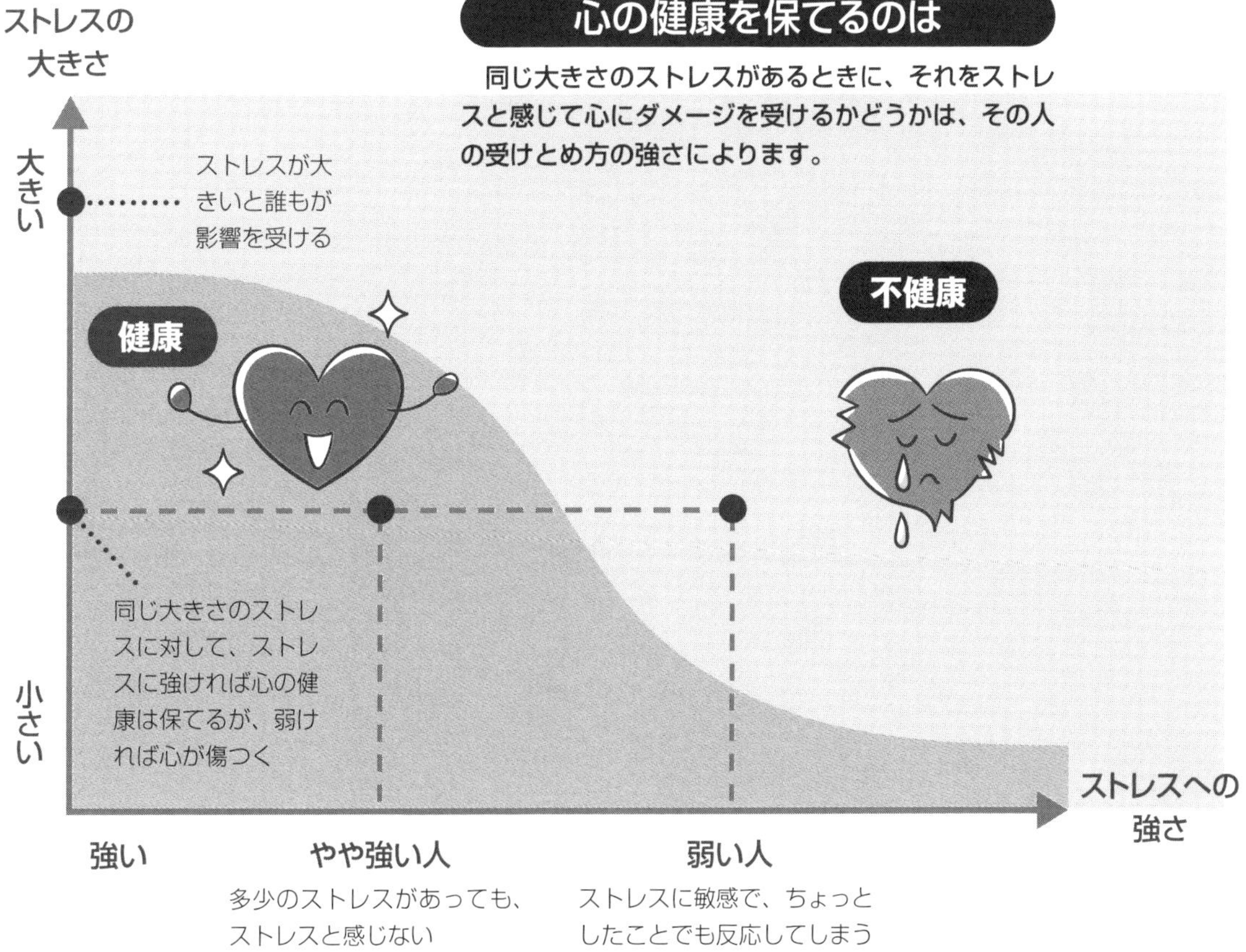
ストレスの大きさ
大きい
小さい
ストレスが大きいと誰もが影響を受ける
健康
不健康
同じ大きさのストレスに対して、ストレスに強ければ心の健康は保てるが、弱ければ心が傷つく
ストレスへの強さ
強い
やや強い人
多少のストレスがあっても、ストレスと感じない
弱い人
ストレスに敏感で、ちょっとしたことでも反応してしまう

なぜ起こる？②

周囲に過敏になって混乱をきたす

身の周りでは、気づかないうちにたくさんのことが起こっています。

私たちは、それらのうち自分に関係のあることだけを、無意識に選びとっているのです。

ところが、統合失調症では、その働きが障害されてしまいます。

病気ではない人

情報を選びとるフィルターが、自分の周りにはり巡らされていると、周囲で起こっているできごとのうち、自分に必要なものだけを受けとり、不必要な情報をカットできます。

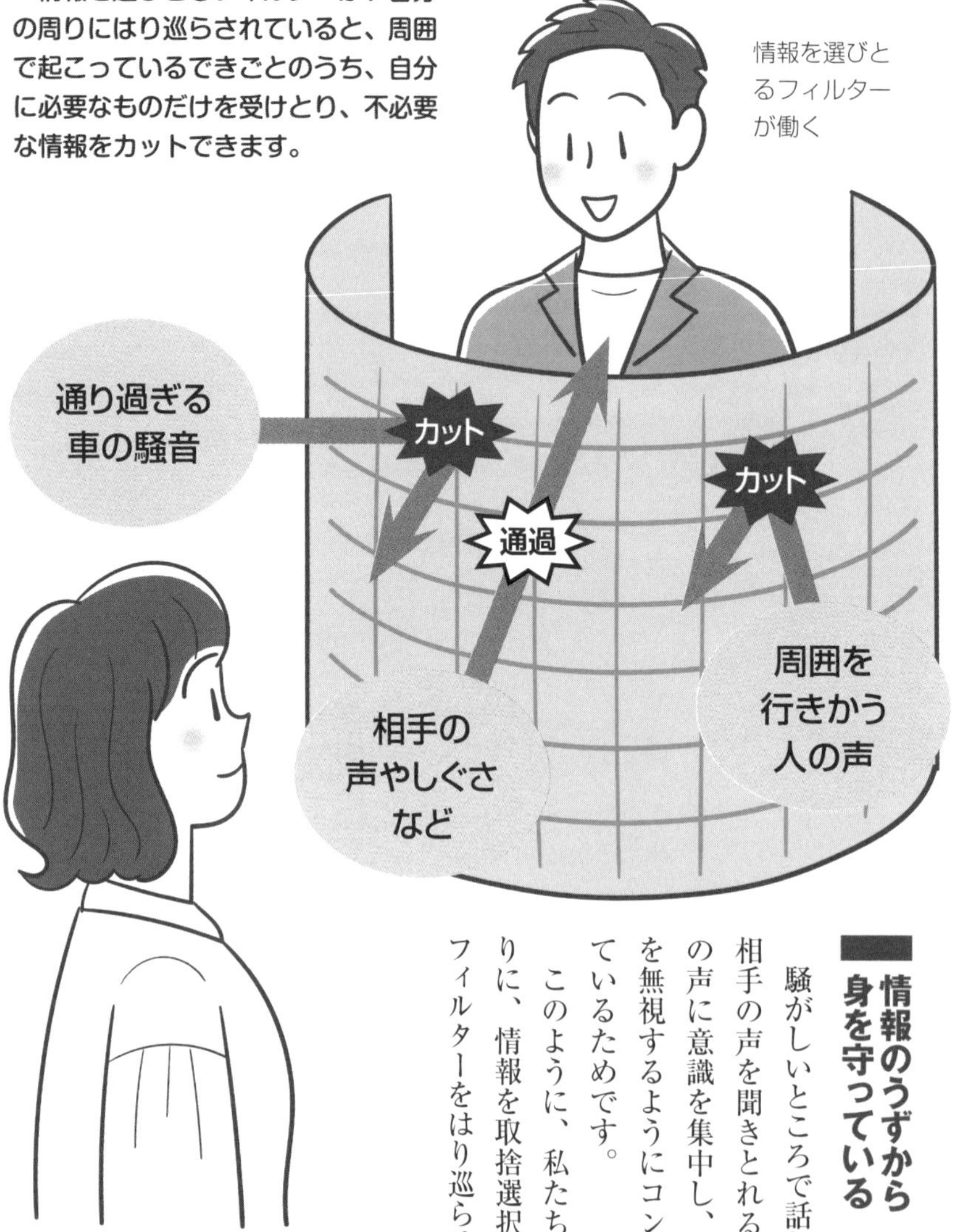

情報を選びとるフィルターが働く
通り過ぎる車の騒音
カット
通過
カット
周囲を行きかう人の声
相手の声やしぐさなど

情報のうずから身を守っている

騒がしいところで話していても、相手の声を聞きとれるのは、ほかの雑音を無視するように意識を集中し、コントロールしているためです。

このように、私たちは自分の周りに、情報を取捨選択するためのフィルターをはり巡らせています。

統合失調症の人

神経が過敏になると、フィルターに破れ目ができ、正しく働かなくなります。すると、周囲のことに非常に敏感になり、不要な情報がどんどん流れ込んできます。あまりにも大量の情報にさらされて処理しきれなくなると、強い不安を感じ、混乱します。

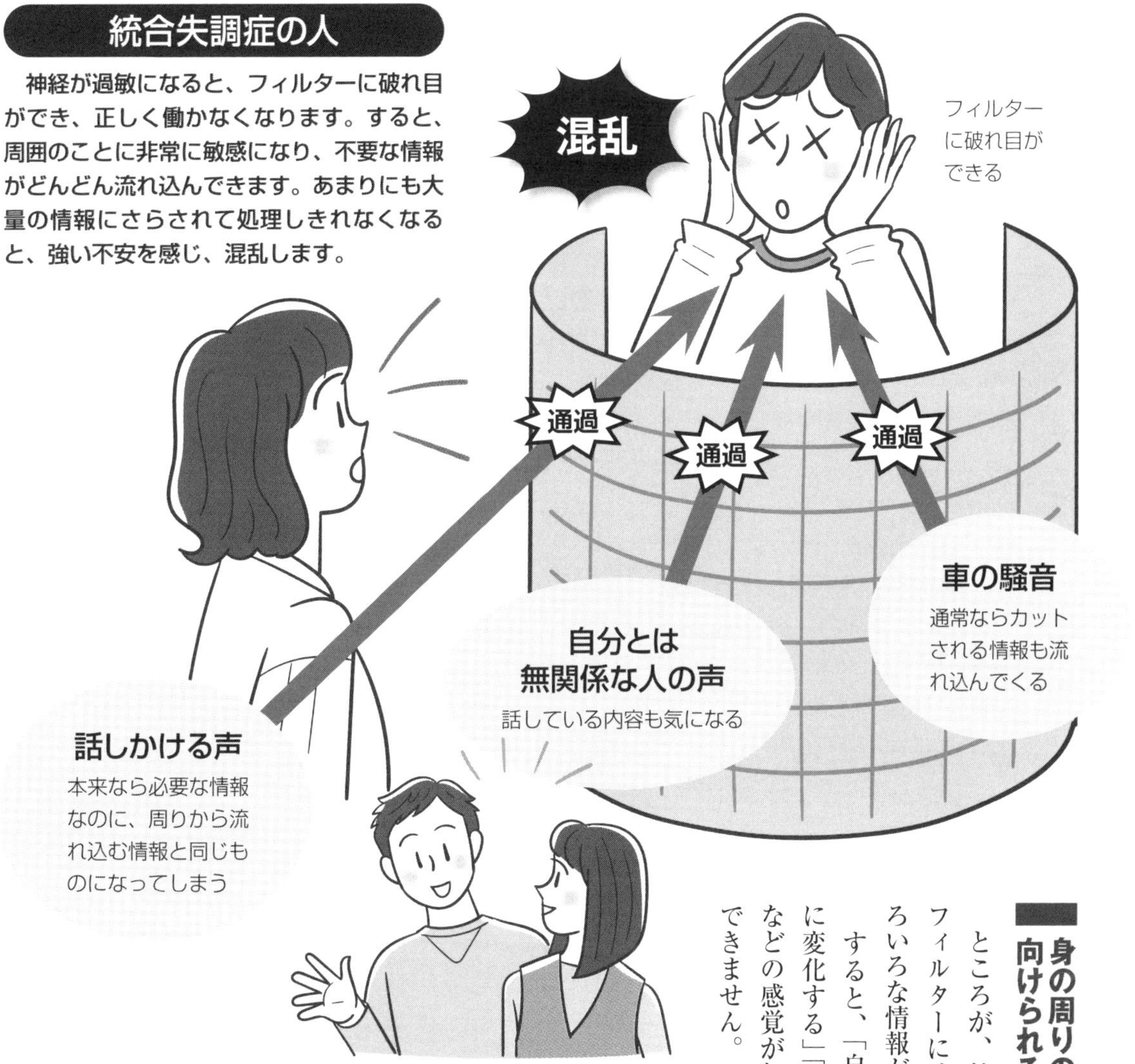
混乱
フィルターに破れ目ができる
通過
通過
通過
車の騒音
通常ならカットされる情報も流れ込んでくる
自分とは無関係な人の声
話している内容も気になる
話しかける声
本来なら必要な情報なのに、周りから流れ込む情報と同じものになってしまう

身の周りのすべてが自分に向けられるように感じる

ところが、統合失調症ではこのフィルターに破れ目ができて、いろいろな情報が飛び込んできます。すると、「自分の周囲が不気味に変化する」「頭の中が騒がしい」などの感覚が起こり、リラックスできません。

妄想、幻覚の引き金となることも

周囲の様子をみて、「あの人は自分のことを話しているのではないか」「あのしぐさは何かのサインではないか」と思い込み、妄想などへ発展することもしばしばあります。

前触れに注意

不眠、無気力、あせりが現れる

幻覚や妄想などの陽性症状は、突然起こったようにみえますが、ほとんどの場合は、その前になんらかの変化が現れています。患者さんも周囲の人も、前触れのサインをよく知っておきましょう。

きっかけになるストレス

もともと繊細な人や、体の疲労がたまっている人などは、ストレスがきっかけで発症することもあります。

環境の変化

●急な引っ越しをした　●転職、転校をした
●交通事故にあった　●失恋した　●身近な人を亡くした

心の準備がないまま突然起こる「不意のできごと」は心を緊張させる

悩みや不安

●進路、進学についての悩み　●対人関係の悩み
●疲労感　●多忙感　●いじめ、パワハラ、セクハラ

悩みや不安からトラウマになるようなストレスは、発症に大きく影響する

間接的なストレス

●天候の変化　●季節の変化　●体調の変化

心が弱っているときには、影響を受けやすい

あとから「あれが？」と気づくことが多い

統合失調症には、しばしば「前触れ」のサインがみられます。問題は、そのサインが非常にささいなことで、本人も、周囲の人も、見落としがちだということです。

統合失調症の人の多くが、自身の被《こうむ》ったストレスに対して、「つらい」「苦しい」ことを表現せず、ひとりで抱え込んでしまいます。その結果、体調の不良や無気力、ゆううつな気分などを経験しています。

もっとも重要な前触れは、睡眠の変化、特に不眠です。たかが不眠と思う人もいますが、不眠は、脳や神経が休むことができない、危険な状態なのです。

ちょっとした変化が起こる

下記のような様子はよくあることで、気にしていられないという人もいるでしょう。目安としては、「2週間以上続く」「だんだんひどくなる」ときには前触れかもしれません。休むことで、発症や再発の予防に役立ちます。

心の変化

●無気力になる
●あせり感が強くなる
●イライラしている時間がふえる
●怒りっぽくなり、今まで仲のよかった人と争うようになる

行動の変化

●身だしなみに気を使わなくなる
●入浴、家事、食事など、日常的なことをさぼるようになる
●光や音をいやがるなど、感覚過敏になる

睡眠の変化

●眠れなくなる
●夜中によく目が覚めるようになる
●眠りが浅く、熟睡したと感じられないようになる

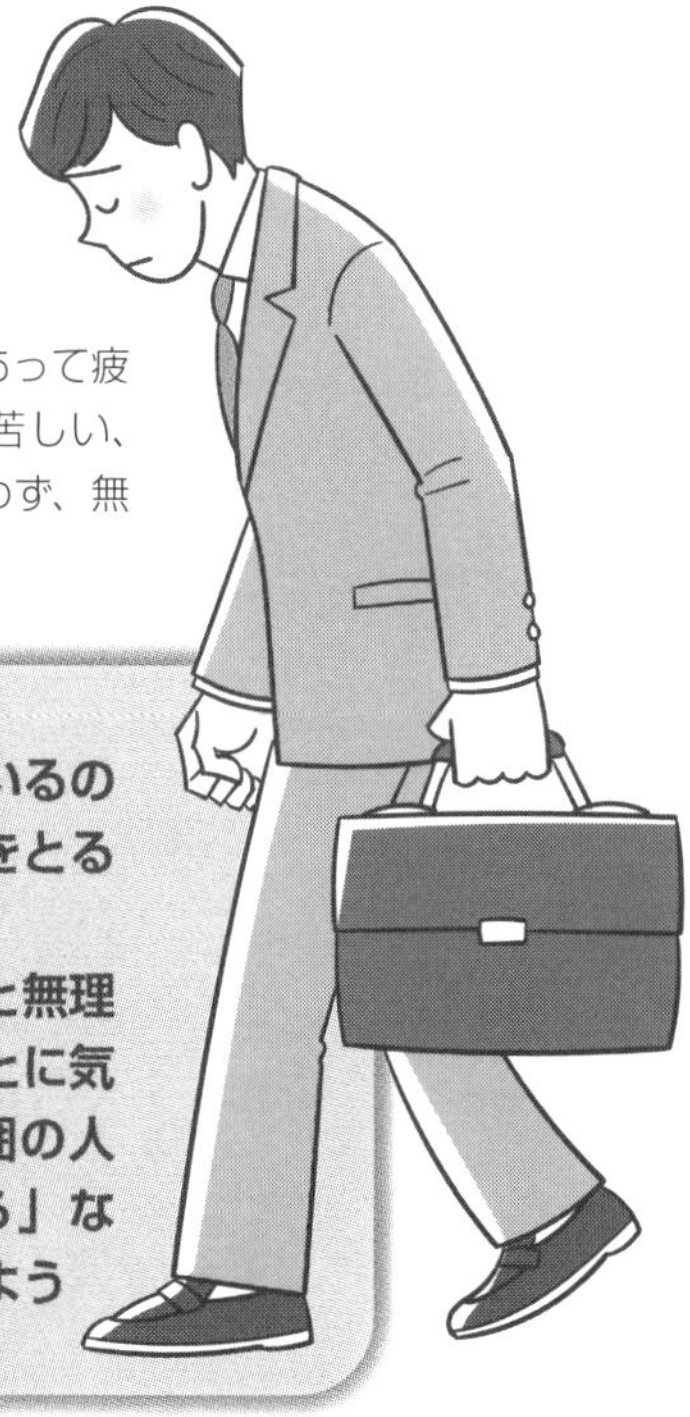

無理をする

不安やあせりがあって疲れているのに、苦しい、つらいなどと言わず、無理をしてしまう

◆心身が疲れているのだから、休みをとることが大切
◆孤立していると無理をしていることに気づかない。周囲の人は、「休んだら」などと声をかけよう

発病前の体調不良などの変化に対して手当ができれば、統合失調症を発症しないですむことが多いようです。また、再発のときにも同じようなことが起こりますから、再発予防のためにも前触れの状態を知っておきましょう。

相談コーナー

暴力にはどうしたら？

興奮がひどいときなど、いつ暴れ出すかと心配になります。

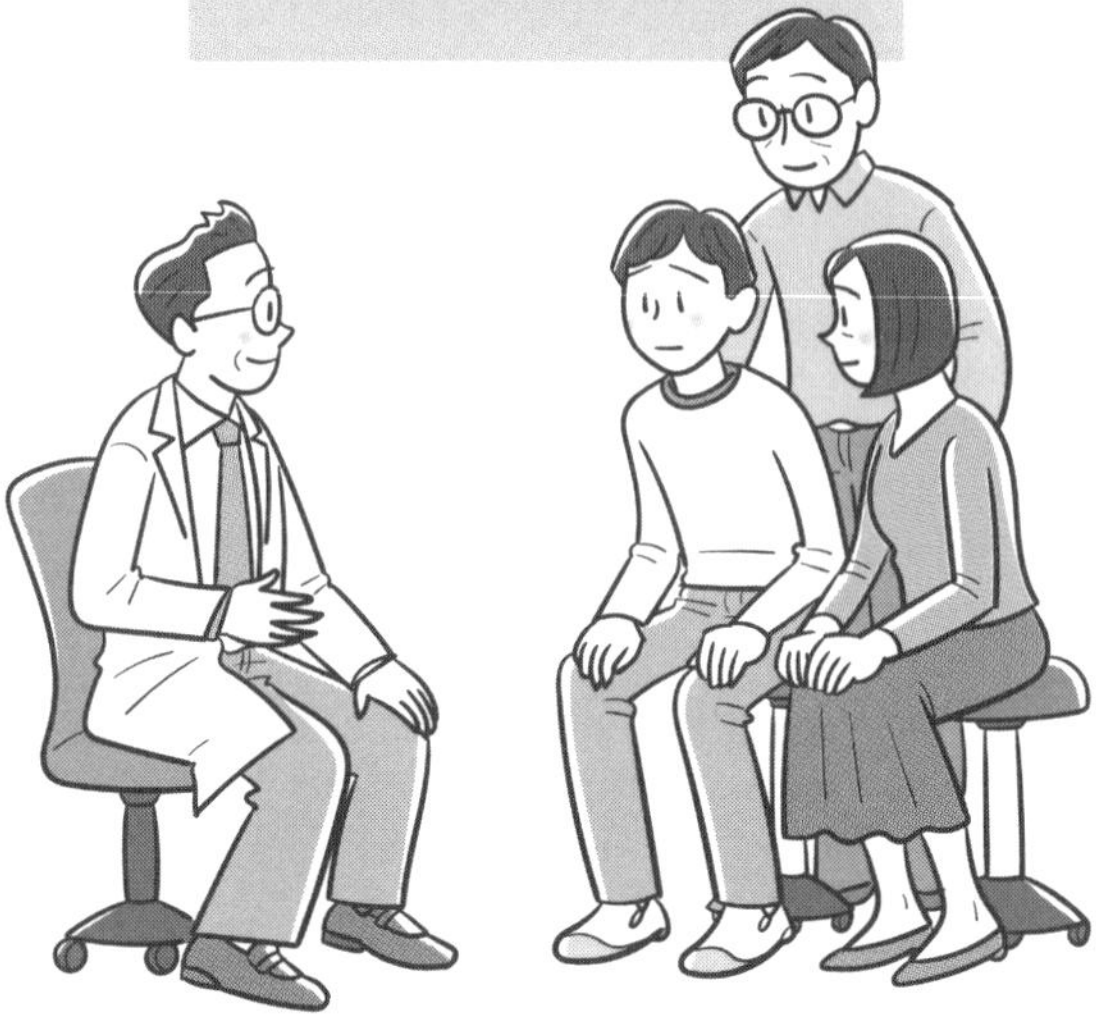

暴力があったら、まずは逃げる、警察に連絡することも必要です。訪問支援を検討しましょう。

統合失調症にかぎらず、ストレスへの耐性が低くなっていると、小さな刺激でも感情が調節できずに暴力的になることがあります。

患者さんが暴力をふるっていても、特にその父親や母親は、誰にも相談せずに耐えていることが少なくありません。しかし、暴力を隠すことは誰のためにもならないのです。暴力は症状の一部であり、薬物療法などで改善できるものなのに、隠していると対処できなくなります。本人にも「傷つけてしまった」という後悔が残ります。

患者さんが病院へ行きたがらない場合は、医師、保健所、精神保健福祉センターなどで相談するなど、周囲の人が動きましょう。訪問してくれる支援（アウトリーチ→P63）を受けることもすすめられます。暴力を止めるためには、第三者の介入は大きな助けです。

場合によっては警察へ連絡します。暴力はよくないことで処罰の対象になるのだと、きちんと示さなければなりません。家族が警察に通報した場合は本人に「危険だと感じたから、私が通報した」と伝えましょう。そのときにはわからなくても、その言葉、その気持ちを、あとで理解してくれます。

3
どうやって治療する?
薬の使い方を知る

統合失調症の治療には
薬による治療が大きな役割を担っています。
薬は発症直後から再発予防まで、
使う量や種類を変えつつ、
長期間つき合っていくものです。
この章では、まず治療の考え方を確認したうえで、
薬の種類、使い方などを解説します。

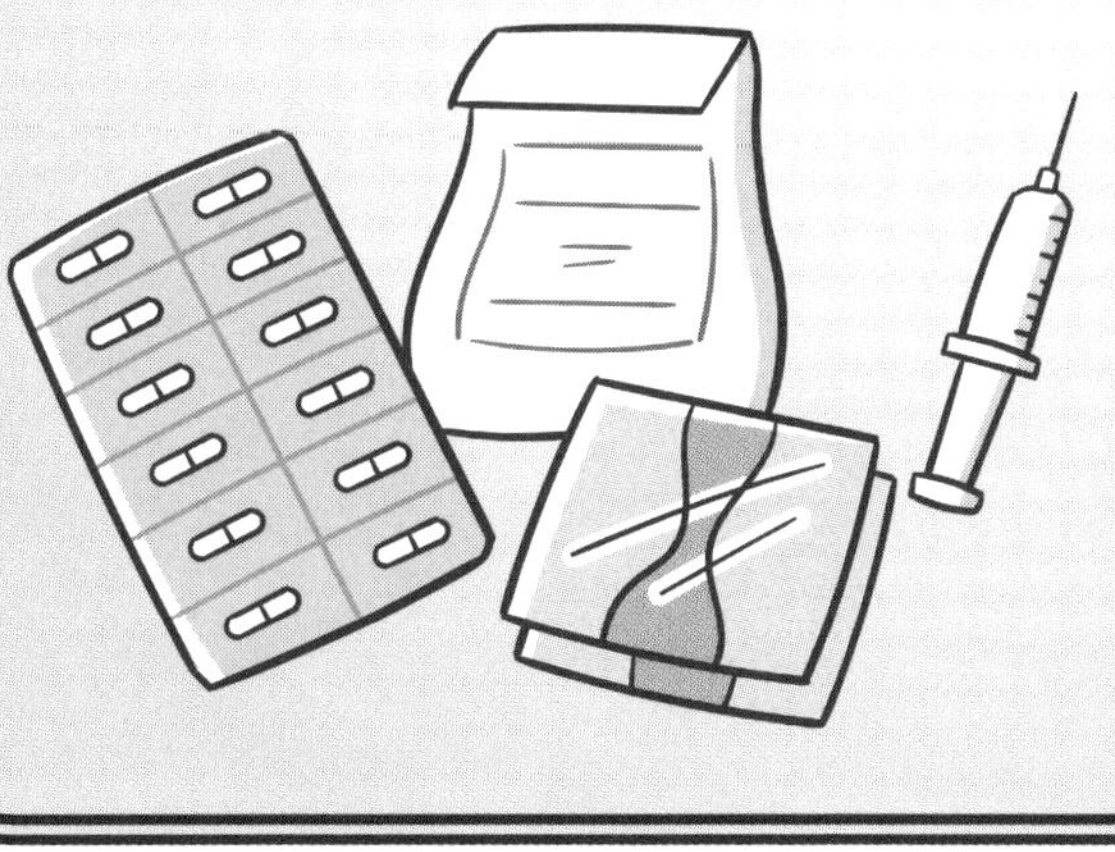

知っておきたい

治療の根本は本人の人生を尊重すること

統合失調症にかぎらず、精神疾患の治療や支援では「リカバリー」という考え方を根本におきます。治療や支援は、リカバリーの応援という位置づけになります。

リカバリーへの道

リカバリーに大切な体験として、おもに以下の４つが挙げられます。

可能性を信じて希望をもてる

- 病気への偏見をなくす
- 回復の可能性を信じる

人としてやれることがあると確信できる

- 自分を病人ではなく人として自覚する
- 情報を集める

責任を引き受けながらチャレンジできる

- サポートを受け、リスクを避けない
- 選択が尊重される

地域社会のなかで人とつながり、役割を引き受ける

- 仕事、恋愛、結婚などを避けない
- 生きがいのある生活を送る

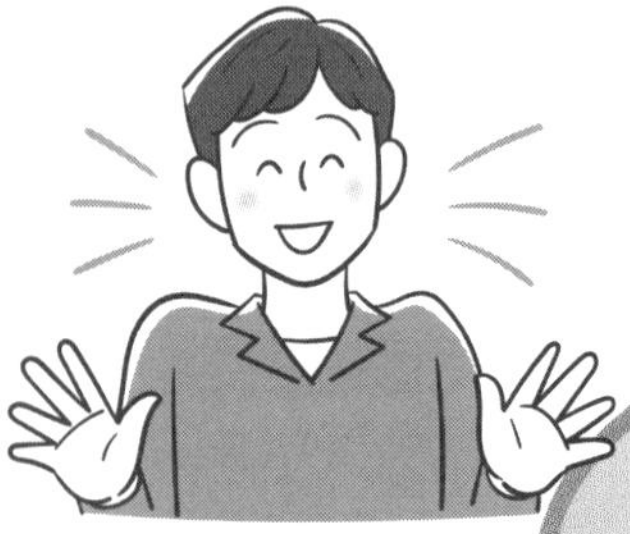

治療や支援を受けながら、リカバリーの旅を続けて人生を充実させる

リカバリー

- 障害があっても、人生を充実させ、本人にとって価値のある生活を送ること
- そのために、自分の人生を自分で決める権利をもちつづけること

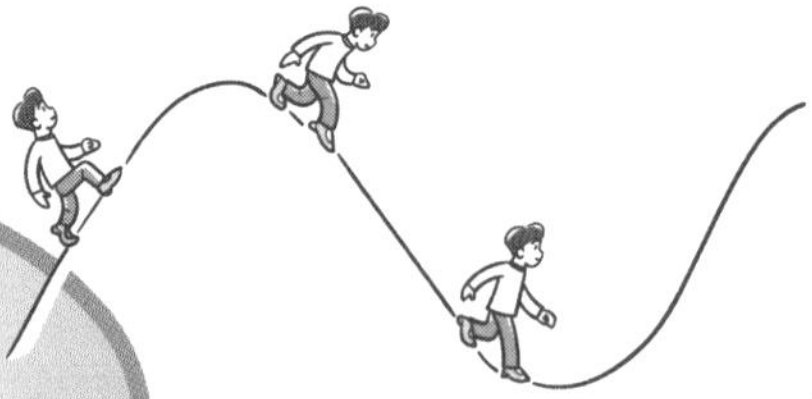

リカバリーは、山あり谷ありの人生そのもの

「よりよき人生」は本人が決める

治療や支援を進めるにあたって大切にしたい考え方に、「リカバリー」があります。たとえ病気や障害をもっていても、人には自分の望む、自分にとって価値のある人生を送る権利があり、そのための試行錯誤は「自分自身の人生をとり戻す」ために必要なものであるという考え方です。

治療や支援は、リカバリーを応援するものとして位置づけられます。症状がなくなることよりも、その人が価値ある人生を送ることのほうが優先されます。具体的には、本人の意向を無視した強制的な治療はおこないません。薬物は大量投与ではなく、本人の状態をみながら適切な量と使い方を調整していきます。

リカバリーの実現には、対話の場が十分にあることが欠かせません。病気を抱えながらの悩み、どのように暮らしていきたいのかを、家族や仲間も含めて語り合う場が必要です。フィンランドで開発された「オープンダイアローグ」という治療法は、これをとりいれ、大きな成果を上げています。

オープンダイアローグが有効

オープンダイアローグとは、患者さんや、その家族、友人など患者さんにとって大切な人々を一堂に会して対話を続ける治療法です。日本での普及はこれからですが、統合失調症の治療に有効だと報告されています。

オープンダイアローグとは「開かれた対話」という意味の治療法

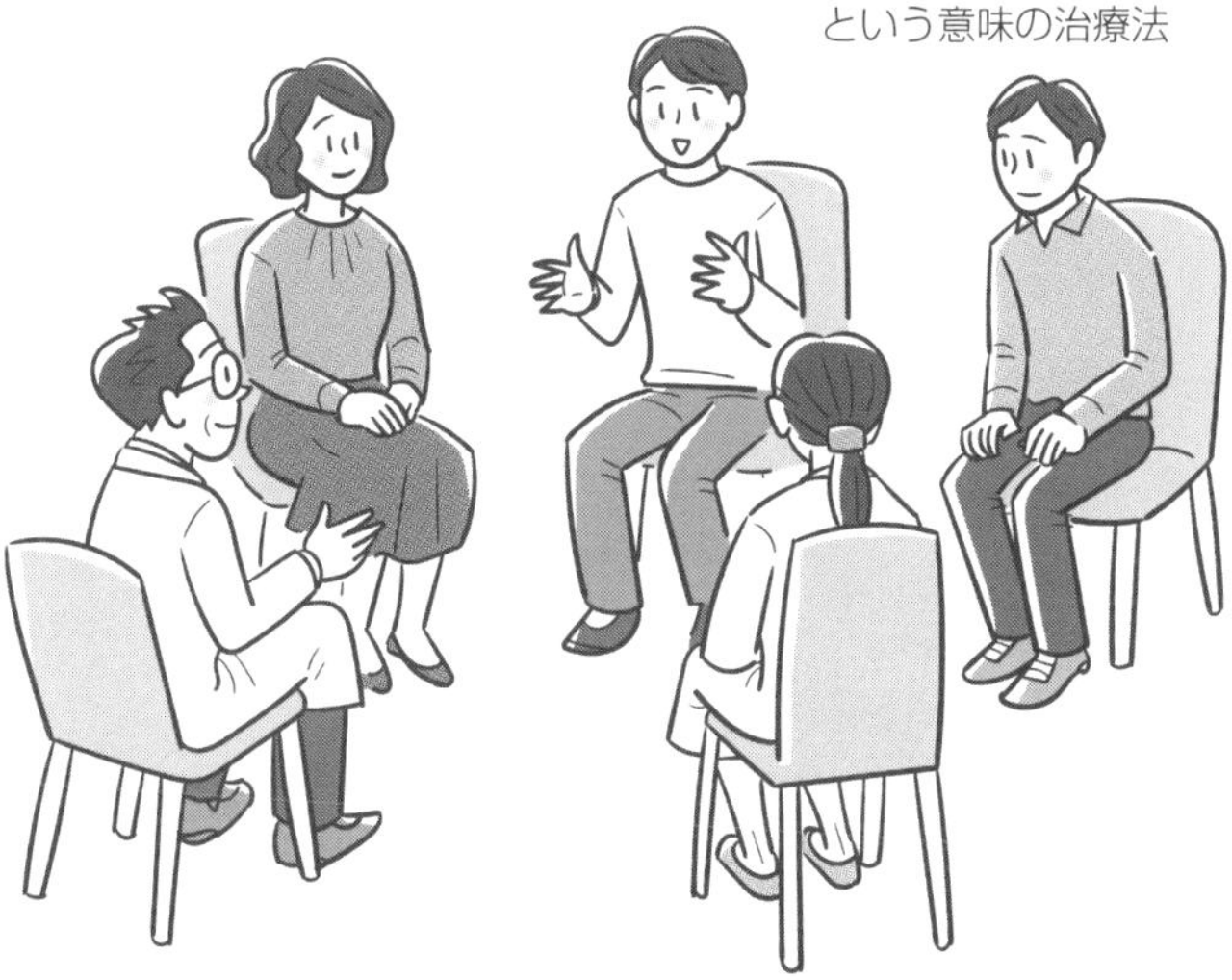

対話は急性期から始める。安定してニーズがなくなったら回数を減らすか終了する。具合が悪くなったら再開することもある

その人のいないところでその人のことを決めない

どのような治療をおこなうか、支援を受けるか、「本人には決められないだろう」と、家族など周囲の人が勝手に決めるのはその人の権利をうばうことになります。必ず本人をまじえて、治療や支援の方針を決めることが大切です。

かつては、統合失調症の症状が現れるといきなり入院させることもありました。本人は驚き、不信感や怒りに結びつきます。

入院が必要な場合には、必ず本人が同席のうえで検討するようにしましょう。

受診のタイミング

できるだけ早く、家族だけでも相談を

自分が病気だと感じていない患者さんは、病院へ行くのを拒否するでしょう。
そのほか、さまざまな事情で、病院へ行きたがらないことも多くみられます。
そのような場合には、周囲の人が受診までの道筋をつけることが役に立ちます。

病院を選ぶときのQ＆A

初めて発症したとき、治療が必要だと思っても、どこに行けばいいのか迷う人も少なくありません。病院選びは、家族など周囲の人が進めるとよいでしょう。

Q1 何科に行けばよい？

A1 精神科、神経科、精神神経科などへ

統合失調症は心の病気。心の専門医に相談してください。総合病院では、「精神科、神経科、精神神経科」が専門です。個人病院なら「精神科、メンタルクリニック」などを名称に使っているところがほとんどです。

「神経内科」「脳神経外科」は、名前は似ていますが、治療する病気はまったく異なるので注意しましょう。

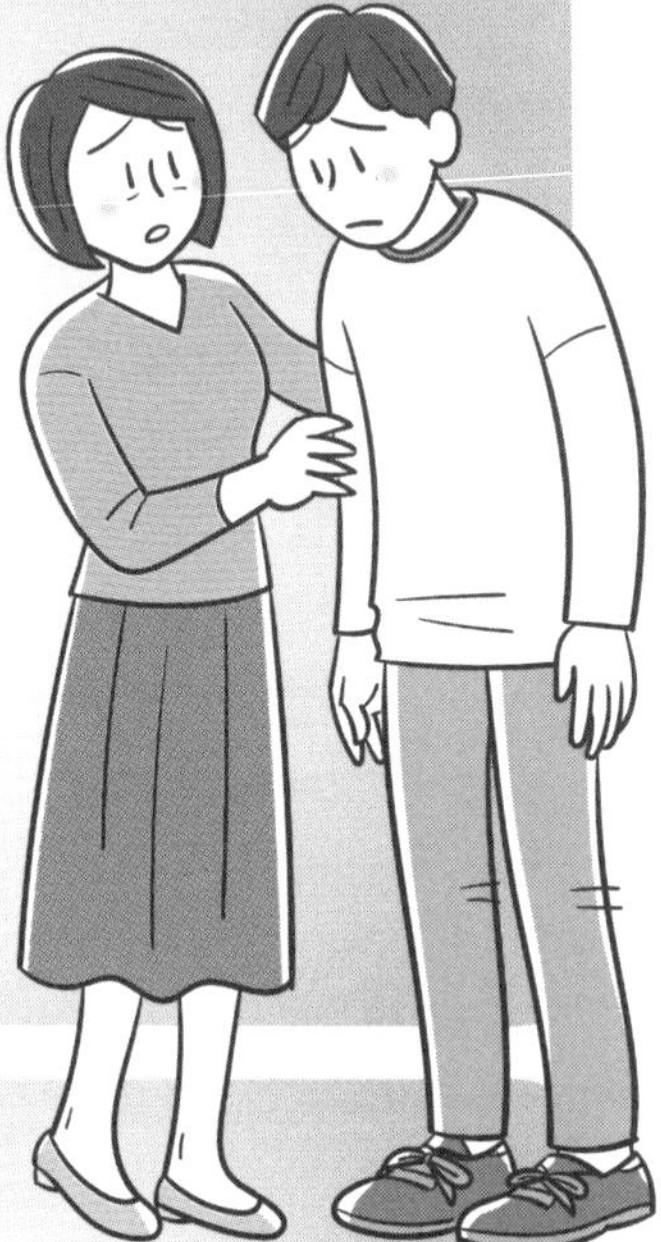

Q2 精神科って、いきなりは行きにくい……

A2 まず保健所などで相談してもOK。早い治療が早い回復へとつながります。どんな形でも外部に相談を

残念ながら、精神科は行きにくいという人はいまだに少なくないようです。最良の道は、すぐに精神科の医師に相談することですが、それがためらわれる場合には、地域の保健所や精神保健福祉センターなどで相談してもよいでしょう。保健所から相談員や医師が訪問し、患者さんと面談したり、受診を促したりといった援助を受けられます。

受診するときのQ&A

受診するときは、なるべく周囲の人がいっしょに付き添いましょう。診察の際には、発症の時期、本人の様子など、周囲の人からの情報が役立つからです。

Q3 本人が「診察室にはひとりで入る。家族は入らないで」と言う……

A3 入らないようにしましょう

患者さんによっては、診察に家族が同席することを嫌がります。その場合は、本人だけ医師と話し、家族はカウンセラーやソーシャルワーカーなどの医療スタッフと面談することもできます。

患者さんの家での様子、既往歴など、質問には率直に答えましょう。

本人の希望を無視するのは、治療を進めるうえで、悪影響を及ぼすこともあるので、選択を尊重しましょう。

Q4 初めに行った病院で、先生の感じが悪かった

A4 何ヵ所か受診してみてもいいでしょう

統合失調症の治療は長くかかるので、医師とのつき合いも長くなります。医師との相性は大切なポイントですが、相性は第一印象だけでは決められません。

まずみたいのは、安心感のある雰囲気かどうかということ。医師がよく話を聞いてくれる「対話による診療」が病気を改善することがわかっています。何ヵ所か受診してみて、「ここなら安心できる」と感じられるところをみつけるのもよいでしょう。

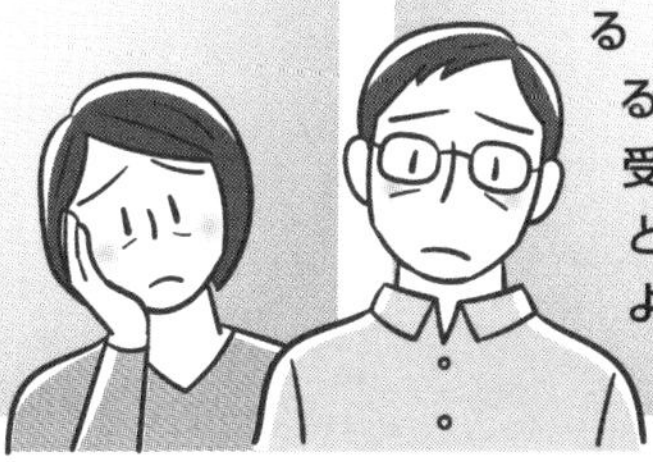

早ければ早いほど対処がスムーズ

統合失調症は早くに発見して、早くに治療を始めるほど、回復もすみやかです。

ところが、本人が受診を拒否することがあります。まずは、周囲の人だけでも医師や保健所などに相談しましょう。医療機関のなかにも、家族の相談に応じてくれるところや、訪問をしてくれるところもあります*。

*自費の場合が多い

症状が似ている病気も

心の病気としては、興奮、幻覚などの症状は統合失調症以外にもあります。心の病気以外で、こうした症状を起こす病気もあります。代表的なものが、ほかの病気に使う薬や覚せい剤などによる薬物中毒です。

また、認知症でも幻覚や妄想がみられるため、ときには誤って「祖父が統合失調症になりました」と受診するケースもあります。

本人が受診しないとき

「何が心配か」をはっきり伝えて促す

興奮が激しいときや、不安感から疑い深くなっているときには、病院へ行くのを嫌がる人もいます。無理強いは避け、「調子が悪そうだから病院でみてもらったほうがよい」と、理由をはっきりさせて受診をすすめましょう。

感情的にならずに話す

しかりつけたり無理強いしたりせず、本人の様子をよくみながら、「あなたのことを心配している」と伝えるようにしてください。そのときには嫌がっても、あとになって自分から「病院へ行く」と言い出すこともあります。

本人が信頼している人と話す

興奮がひどく、いっしょに住んでいる人とのあつれきが生じている場合には、本人と親しく、信頼関係のある人に同席してもらうとよい

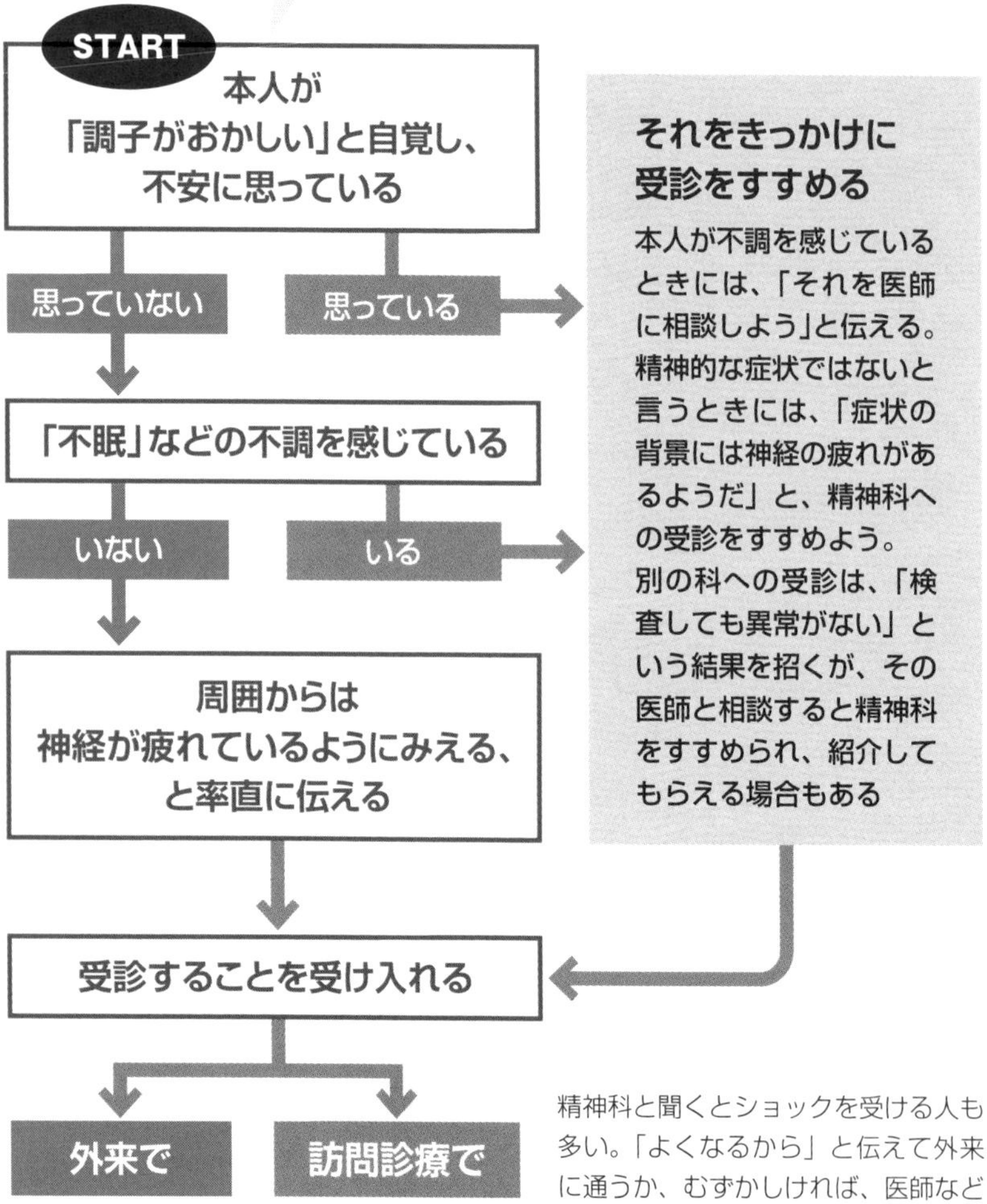
START
本人が「調子がおかしい」と自覚し、不安に思っている
思っていない
思っている
「不眠」などの不調を感じている
いない
いる
周囲からは神経が疲れているようにみえる、と率直に伝える
それをきっかけに受診をすすめる
本人が不調を感じているときには、「それを医師に相談しよう」と伝える。精神的な症状ではないと言うときには、「症状の背景には神経の疲れがあるようだ」と、精神科への受診をすすめよう。別の科への受診は、「検査しても異常がない」という結果を招くが、その医師と相談すると精神科をすすめられ、紹介してもらえる場合もある
受診することを受け入れる
外来で
訪問診療で

精神科と聞くとショックを受ける人も多い。「よくなるから」と伝えて外来に通うか、むずかしければ、医師などが訪問をしてくれるところもある

「だまし討ち」は大きなマイナスになる

　医療機関を受診したがらない人を、どうにかしてでも連れていきたいという気持ちはあるでしょうが、散歩や買い物などと、うそをついて病院へ行くことは絶対にやめましょう。

　だまされたという気持ちは家族への不信感をうえつけます。そのような気持ちで医師に会っても、「医師もグルだ」などと医師を信頼することはできず、治療もうまく進みません。

　外出したがらない場合、外に連れ出すきっかけとして「散歩に行こう」と誘う場合も、「せっかく出てきたし、病院へ行こうか」と、前もって病院へ行くことを告げてからにします。

入院を考えるとき

　近年は入院が第一選択ではなくなり、例外的な処置になりつつあります。治療のための入院を考えるなら、プラス・マイナスをよく検討しましょう。

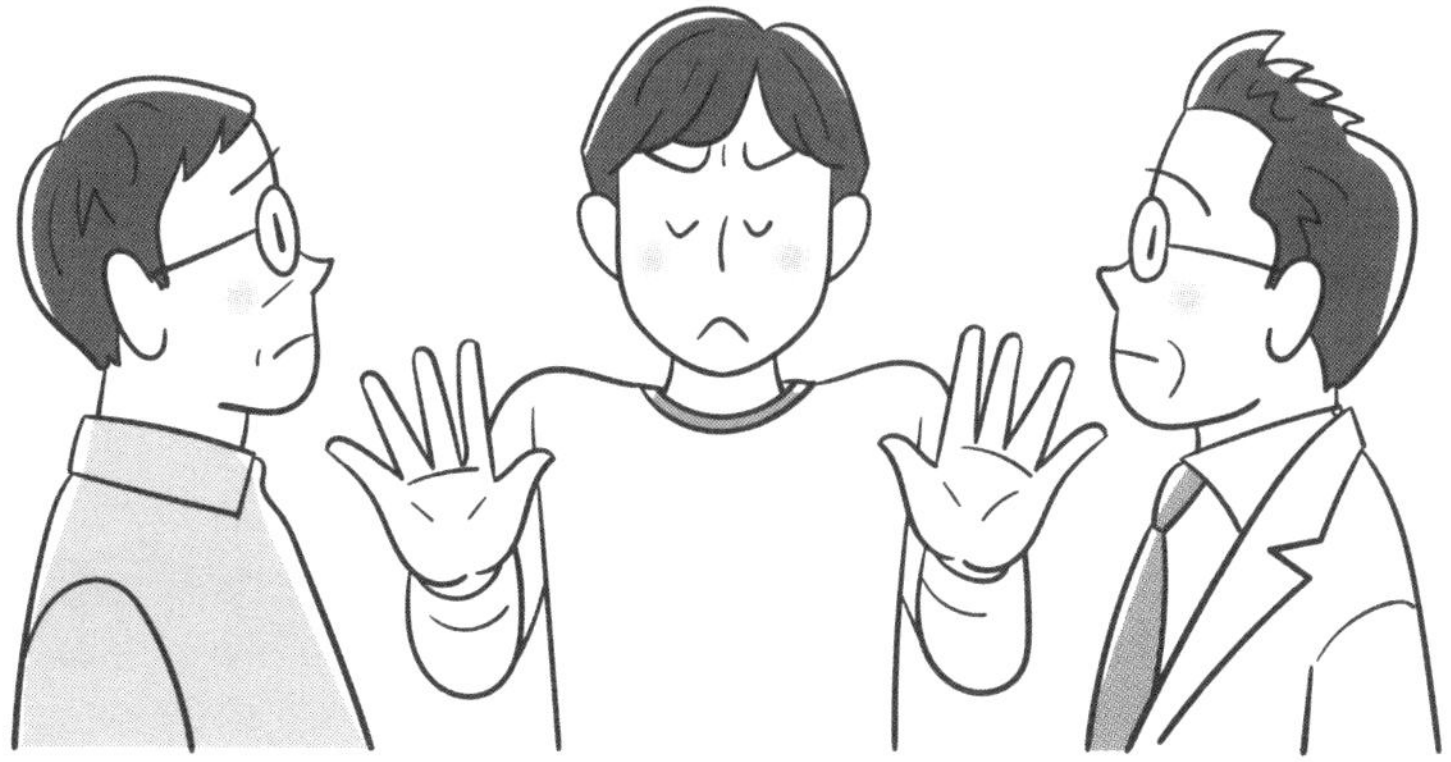

すぐに入院を考えず、ほんとうに必要か
ほかの方法はないか、よく検討しよう

プラス

- 家族が休める
- 命の危険がある場合など、本人を保護できる
- 納得できれば本人も休める

マイナス

- 社会から隔絶してしまう
- 本人の生活が途切れる
- 自分で治そうという意識が薄くなる

検討する入院の形態

- **任意入院**…………本人が同意したうえでの入院
- **医療保護入院**……保護者の同意のうえ医師が決める入院
- **措置入院**…………自殺など自傷他害の危険が著しい場合、2人以上の医師が決める入院

薬の種類

よく使われる薬について知っておこう

統合失調症の治療の中心となるのは精神症状を改善させる薬で、主に抗精神病薬を使います。薬を使う期間が長くなることが多いので、のみつづけるために、薬について知っておきましょう。

非定型抗精神病薬を一～二種類使う

統合失調症では抗精神病薬を使います。かつては多くの種類の薬を多量に使っていた時代がありましたが、今では、一～二種類を適量使うことが基本です。症状に応じて、ほかの薬を併用することはあります。

薬の形

統合失調症に使う薬は、のみ薬だけでなく、貼り薬や注射薬など、ほかの形（剤型）もあります。

●経口薬

のみ薬のこと。錠剤、粉薬、水薬、ＯＤ錠（口の中でとける薬）がある

●貼り薬

抗精神病薬のブロナンセリンには貼り薬がある

●注射薬（→Ｐ55）

回復期には注射薬も選択肢のひとつ

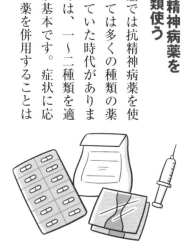

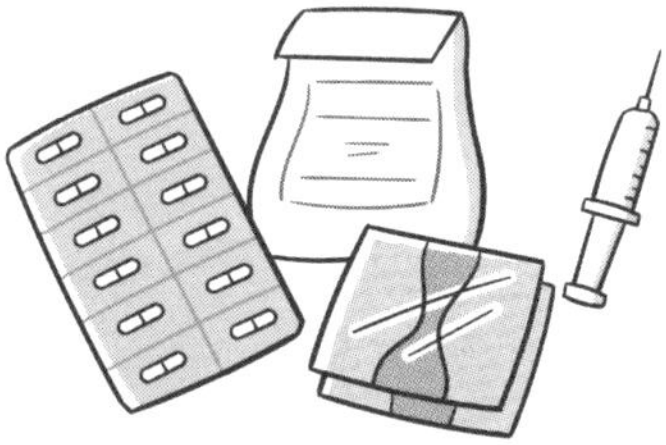

抗精神病薬（非定型）

第２世代ともいう。抗精神病薬のなかでも非定型を使用することが多い

分類		特徴	一般名	CP値	商品名
非定型	セロトニン・ドパミン遮断薬	①	リスペリドン	1	リスパダール、リスパダールコンスタ、リスペリドン
			パリペリドン	1.5	インヴェガ、ゼプリオン
			ブロナンセリン	4	ロセナン、ブロナンセリン
			ペロスピロン塩酸塩	8	ルーラン、ペロスピロン塩酸塩
			ルラシドン塩酸塩	10	ラツーダ
	多元受容体作用抗精神病薬	②	オランザピン	2.5	ジプレキサ、オランザピン
			クエチアピンフマル酸塩	66	セロクエル、クエチアピン、ビプレッソ
			クロザピン	50	クロザリル
			アセナピンマレイン酸塩	2.5	シクレスト
	ドパミン受容体部分作動薬	③	アリピプラゾール	4	エビリファイ、アリピプラゾール
			ブレクスピプラゾール	0.5	レキサルティ

〈CP値とは〉

正しくはCP換算値。抗精神病薬の量が適切かどうか、目安を知るための値。クロルプロマジン塩酸塩の1日の使用量を100として、同じ効果を出す量を換算している。CPは、クロルプロマジンの頭文字

表の換算値は稲垣 中, 稲田俊也：新規抗精神病薬の等価換算（その８）Brexpiprazole.臨床精神薬理　25(1)：91-98,2022

抗精神病薬（定型）

第１世代ともいう。また、定型や非定型ではない薬を使用することもある

分類		特徴	一般名	CP値	商品名（例）
定型	フェノチアジン系	④	クロルプロマジン塩酸塩	100	ウインタミン、クロルプロマジン塩酸塩、コントミン
			レボメプロマジン	100	ヒルナミン、レボトミン、レボメプロマジン
			ペルフェナジン	10	トリラホン、ピーゼットシー
			フルフェナジン	2	フルメジン、フルデカシン
			プロペリシアジン	20	ニューレプチル
	ブチロフェノン系	⑤	ハロペリドール	2	セレネース、ハロステン、ハロペリドール、ハロマンス、ネオペリドール
			ブロムペリドール	2	ブロムペリドール
	ベンザミド系	⑥	スルピリド	200	ドグマチール、スルピリド
			スルトプリド塩酸塩	200	バルネチール
その他			ゾテピン	66	ロドピン、ゾテピン

補助的な薬

抗精神病薬のほか、症状に合わせて併用することがある。ベンゾジアゼピン系の薬剤（＊）は依存に注意

働き	一般名	商品名（例）
副作用を抑える薬	トリヘキシフェニジル塩酸塩	アーテン、パーキネス
	ビペリデン	アキネトン、ビペリデン塩酸塩
睡眠を助ける薬	ブロチゾラム＊	レンドルミン、ブロチゾラム
	フルニトラゼパム＊	サイレース、フルニトラゼパム
	ニトラゼパム＊	ネルボン、ベンザリン、ニトラゼパム
	ゾルピデム酒石酸塩	マイスリー、ゾルピデム酒石酸塩
	ゾピクロン	アモバン、ゾピクロン
	ラメルテオン	ロゼレム
	スボレキサント	ベルソムラ
抗不安薬	クロチアゼパム＊	リーゼ、クロチアゼパム
	エチゾラム＊	デパス、エチゾラム
	ロラゼパム＊	ワイパックス、ロラゼパム
	アルプラゾラム＊	コンスタン、ソラナックス、アルプラゾラム
	ジアゼパム＊	セルシン、ホリゾン、ジアゼパム
	ブロマゼパム＊	レキソタン、ブロマゼパム「サンド」
	ロフラゼプ酸エチル＊	メイラックス、ロフラゼプ酸エチル

〈特徴とは〉

①少量でも幻覚・妄想に効く。手のふるえ、倦怠感あり

②幻覚・妄想に効く。鎮静、催眠、抗うつ効果あり。副作用は少ないが、体重増加、血糖上昇

③マイルドな鎮静効果。副作用は少ないが、不眠、焦燥、胃腸症状

④鎮静作用が強い。肝障害、口の渇きなどの副作用

⑤幻覚・妄想を抑えるが、過鎮静。手のふるえなどの副作用

⑥無月経などの副作用。高齢者では手のふるえなどの副作用

副作用

気になる症状は早めに相談する

誰にも、どんな副作用も起こらない薬というものは、残念ながらありません。けれども、副作用をおそれるあまり、薬をのまないというのは間違いです。疑問や不安な点は医師と話して対処しながら、薬とつき合っていきましょう。

よくみられる副作用

ほとんどの副作用は神経への影響によります。一部、ホルモン系への影響によるものもあります。

- ●手がふるえる
- ●舌がもつれる
- ●姿勢が前かがみになる

幻覚や妄想を和らげる薬でよくみられる。運動をつかさどる神経に影響が及ぶために、このような副作用が起こる

- ●手足がムズムズする
- ●じっとしていることができなくなる

幻覚や妄想を和らげる薬でときどき起こる。あせりや不安が強いときに起こりやすい傾向がある

神経への影響で起こるもの

ほとんどの薬は神経に作用します。そのため、筋肉の運動をコントロールする神経や、自律神経の働きに影響が及び、これらの副作用を招きます。

- ●便秘
- ●唾液が出にくくなる、または出すぎる
- ●脈が速くなる
- ●立ちくらみが起こる

内臓の働きをコントロールする自律神経が影響を受けて、さまざまな症状が起こる

- ●目が上を向く
- ●首がひきつれる

めったに起こらないが、緊張が高まったり、疲れがたまったりしたときにみられる。筋肉が突然収縮することで起こる

- ●ぼんやりする

ほとんどの薬には鎮静作用があるため、服用量が多いと、眠気が強くなったり、頭がぼんやりしたりすることがある

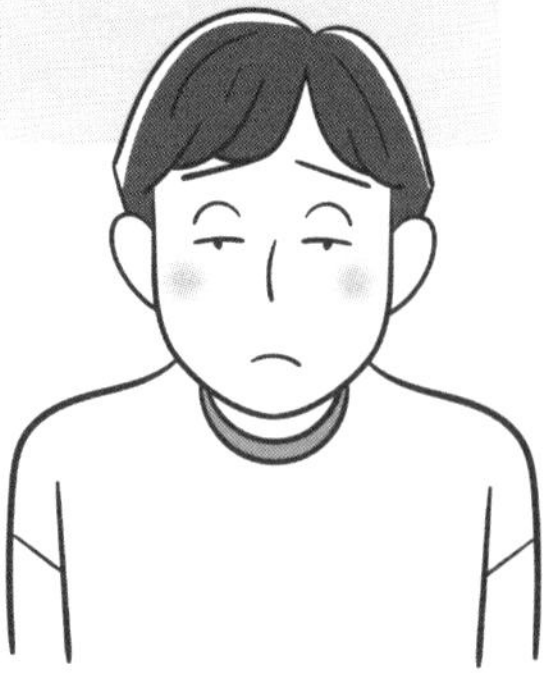

ホルモン系による副作用

一部の薬は、ホルモンの分泌に作用し、症状を引き起こします。ほとんどは薬をやめれば回復し、本来の機能への影響はまずありません。

- ●月経がとまる
- ●性欲が減退する
- ●乳汁分泌
- ●射精ができない

副作用への対処法

副作用と疑わしい症状が起こったときには、早めに医師に相談を。副作用も早めに対応したほうがよくコントロールできます。ただ、急性期には、多少の副作用があっても、症状を改善させるために薬を使いつづけることもあります。

対処法1

薬の量、組み合わせを変える

副作用が少なくてすむよう、薬の組み合わせや種類を変えて、薬との相性をよくします。

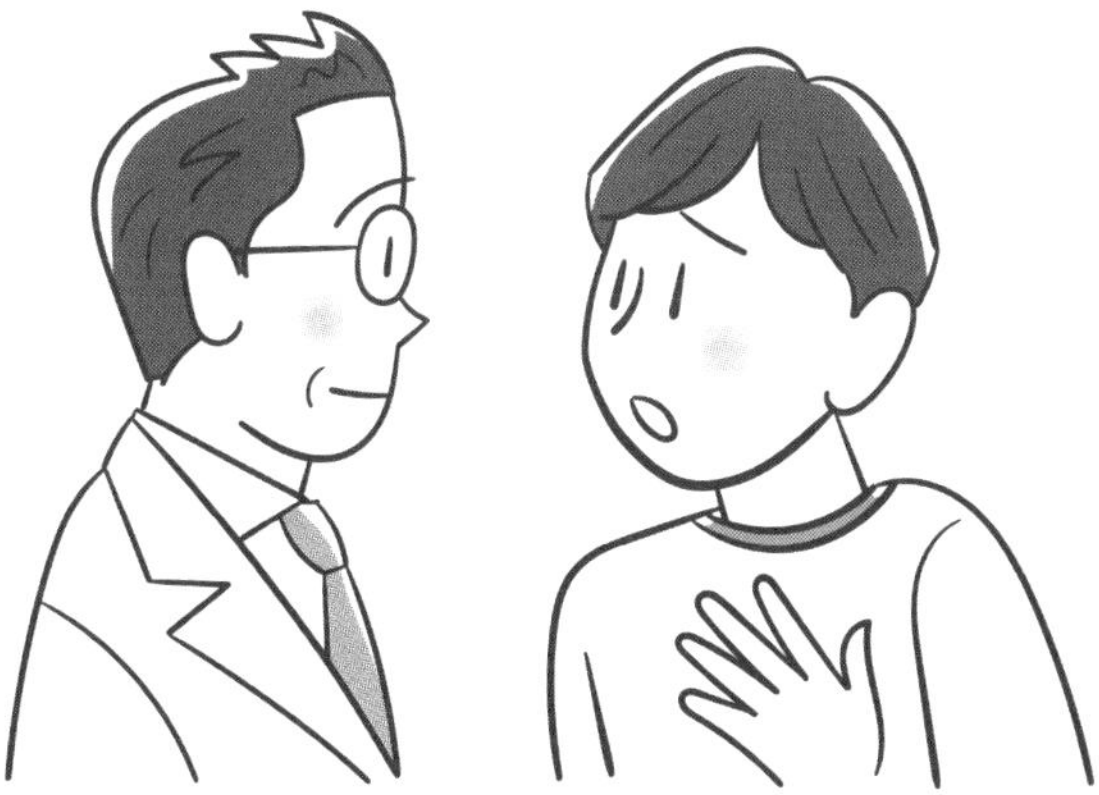

医師に症状や対応法を相談する

副作用も含めて、薬についての疑問や不安は医師に話しておこう

対処法2

副作用を抑える薬を使う

手のふるえや舌のもつれ、ムズムズ感、目や首の運動異常などは、抗パーキンソン病薬を併用すると、かなり改善されます。

急いで対処を！

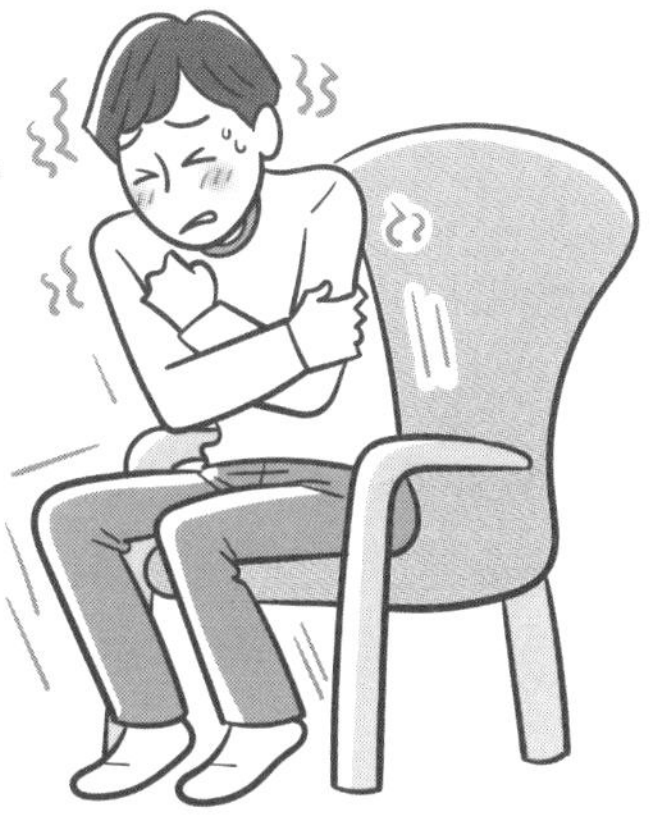

突然熱が出て、体がこわばるときは「悪性症候群」かも。すぐに救急車で医療機関へ行く。脱水ぎみのときに大量の薬を体内に入れると起こることがある

自己判断は禁物

副作用について知っておくことは、その対処法を知る意味で、とても大切です。ただし、おそれすぎてはいけません。人によって、薬によって、副作用の現れ方はさまざま。不都合なく薬を使っている患者さんも大勢います。

気になる症状が起こったときには、勝手に薬をやめたりせず、必ず、医師に相談しましょう。

ほかの薬をのむときは

使っている薬とのみ合わせの悪い薬があるかなどは、医師や薬剤師にあらかじめ確認しておきます。市販薬やサプリメントは問題のないものがほとんどですが、安易に併用するのは避けましょう。

歯科治療で使われる「エピネフリン」という局所麻酔薬は、抗精神病薬と併用すると血圧低下を招くことがあります。歯科治療を受ける際には、この薬を使うかどうか確認しておきましょう。

急性期の薬

薬を確実に使って症状を和らげる

急性期には、神経を興奮状態から強力に引き戻し、確実に、そしてすみやかに神経を落ち着かせるために、薬を使います。

受診回数を守り、困ったときにはすぐに医師に相談できるようにしましょう。

薬の使い方

急性期には、一気に興奮状態を鎮めることがポイント。診察はまとまった睡眠がとれるまでは１週間に１～２回くらい、睡眠が安定したら２週間に１回くらいのペースが基本です。

薬ののみはじめ

薬の種類、量は症状に応じて細かく調整する必要があります。最初に処方された薬がどのくらい効果があったか、医師が正しく判断できるように、周囲の人も薬を管理します。

- ●薬局で一包化してもらうと使いやすい
- ●薬の使い方や効果などを、薬剤師に説明してもらってもよい

１週間ほどして

薬がどのくらい効いているかを確かめ、量や組み合わせをチェックします。

このとき目安となるのが睡眠の状態。周囲の人も患者さんの様子を医師に伝えてください。

- ●睡眠が安定してとれるようになった
- →薬が効いている
- ●まだ睡眠が安定しない
- →もう少し薬をふやして様子をみる

睡眠が安定して１～２週間ほど

睡眠時間が長くなってくると、まずはよいスタートといえます。症状が改善してくるのは、それから少したってからなので、あせらずに。

- ●過敏さが和らぐ
- ●あせりが少なくなる
- ●おだやかに過ごせる時間がふえてくる

しばらく同じ量でのみつづける

睡眠が安定して、さらに症状が改善してきたら､薬が効いている証拠です。その後１ヵ月ほどは、安静にしながら薬をのみつづけます。

- ●安静を保つ
- ●夜、まとまった量の睡眠がとれるよう、生活リズムを調える

家族の協力も

　家族も、どの薬がどんな働きをするかを、医師や薬剤師に説明してもらうなどして確認します。この時期に確実に薬を使うことの大切さを納得し、服薬をサポートしましょう。

服薬を助ける

本人が納得して薬を使えるよう、また、のみ忘れたり、のみ間違えたりしないよう気を配って

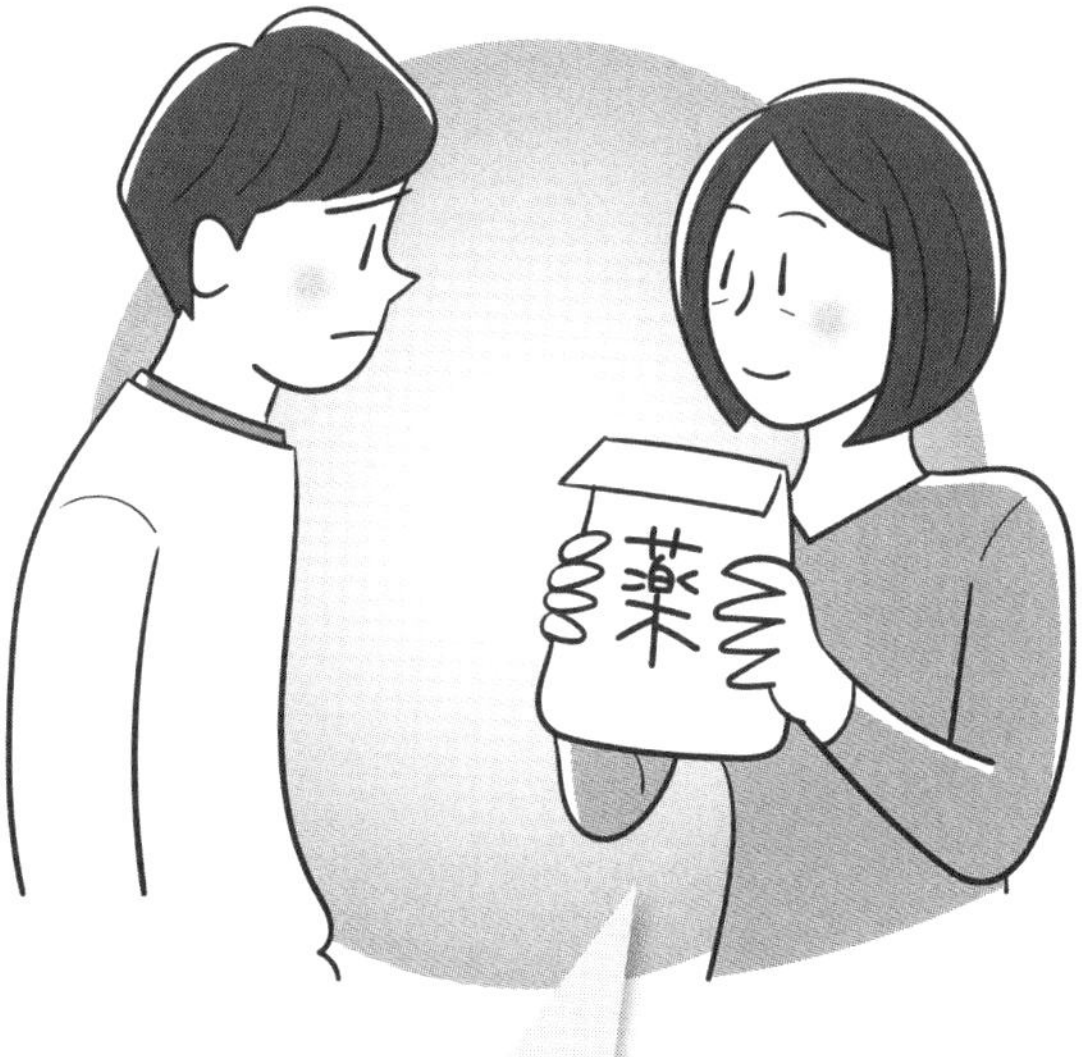

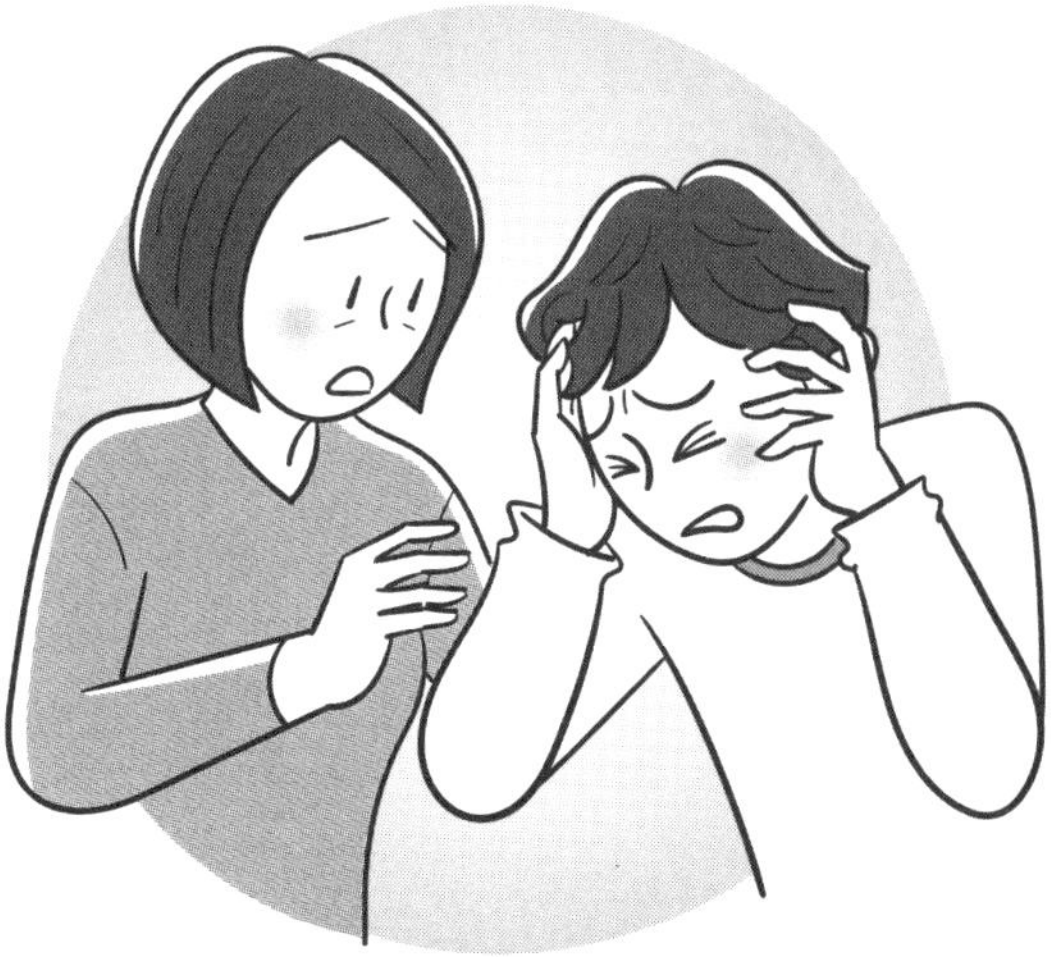

症状を受けとめる

薬をのみはじめてから、効果が現れるまでには1～2週間ほどかかる。あせらず、症状を受けとめよう

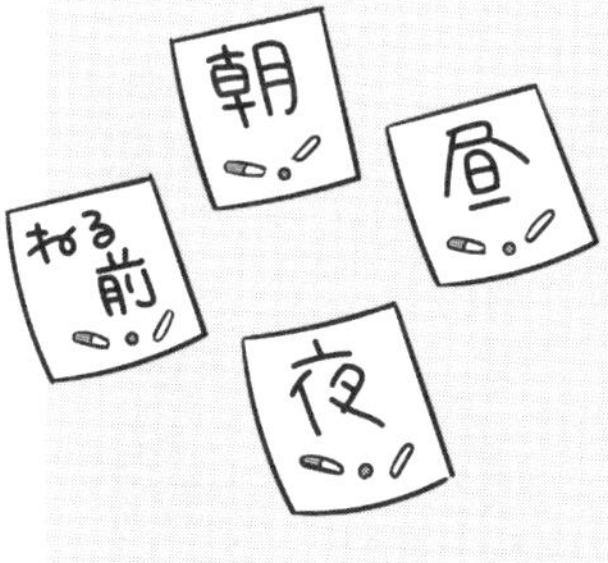

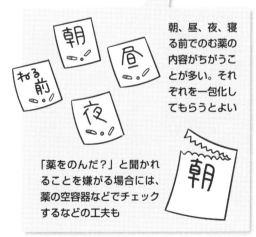

朝、昼、夜、寝る前でのむ薬の内容がちがうことが多い。それぞれを一包化してもらうとよい

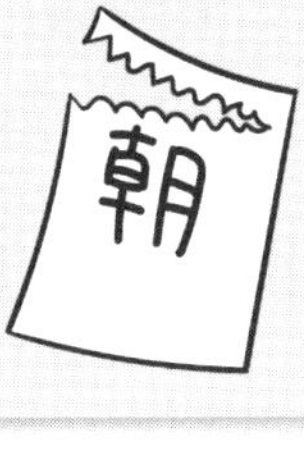

「薬をのんだ？」と聞かれることを嫌がる場合には、薬の空容器などでチェックするなどの工夫も

薬の役割をきちんと知る

　急性期には、医師の指示どおりに薬をのむことが大切です。ところが、患者さんは服薬をわずらわしく感じたり、薬に疑いをもったりすることもしばしばです。

　本人が納得しないうちは、服薬はむずかしいでしょう。誰でも「何かわからないもの」はのみたくありません。「この薬はこういう働きがあるから、あなたを助けてくれる」と説明すると、納得できるでしょう。

消耗期の薬 ①

量を減らすなら、あせらずゆっくりと

興奮状態から引き戻された神経は、消耗したエネルギーを蓄えようとするため、これまでと打って変わって静かな状態になります。本人も周囲の人も薬を減らしたいと思いがちですが、あせらず、医師とよく相談しましょう。

「十分すぎる」と感じるまで休む

消耗期は、どんなに休んでも十分すぎるということはありません。体の反応と薬の助けとで、ゆっくり休むことが、いちばんの治療となるのです。

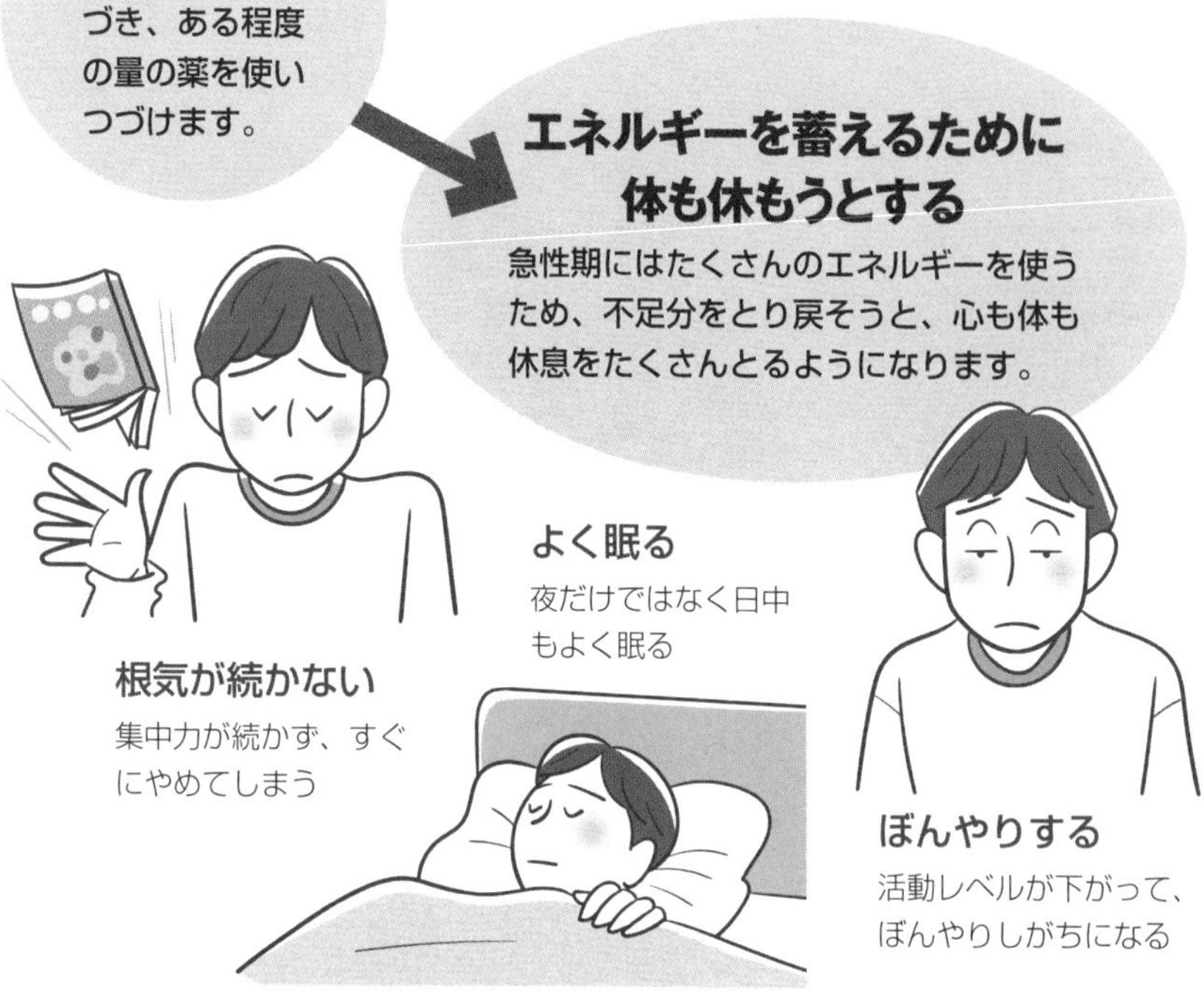
薬
急性期にひきつづき、ある程度の量の薬を使いつづけます。
エネルギーを蓄えるために体も休もうとする
急性期にはたくさんのエネルギーを使うため、不足分をとり戻そうと、心も体も休息をたくさんとるようになります。
根気が続かない
集中力が続かず、すぐにやめてしまう
よく眠る
夜だけではなく日中もよく眠る
ぼんやりする
活動レベルが下がって、ぼんやりしがちになる

薬はゆっくりゆっくり減らしていく

消耗期には、まず本人の安心感をとり戻すことが第一。診察の頻度も二～四週間に一度くらいになるのが一般的です。

落ち着いた状態がみられるようになると、周囲の人からも、本人からも、「薬を減らせないだろうか」という希望が出てきますが、このとき、あせりは禁物です。薬を減らすのが早すぎると、離脱症状といって再び不安定な状態に戻るおそれもあるためです。

薬を減らしはじめたとき、医師は診察を二週間に一回くらいにふやします。本人がどう感じているかなどを聞きながら、数ヵ月かけて少しずつ薬の量を減らします。

薬を減らしはじめるタイミング

周囲からは変わった様子がみえなくても、患者さんの心の中は少しずつ変化しています。医師は患者さんがどう感じているかをみながら、慎重に薬を減らしていきます。

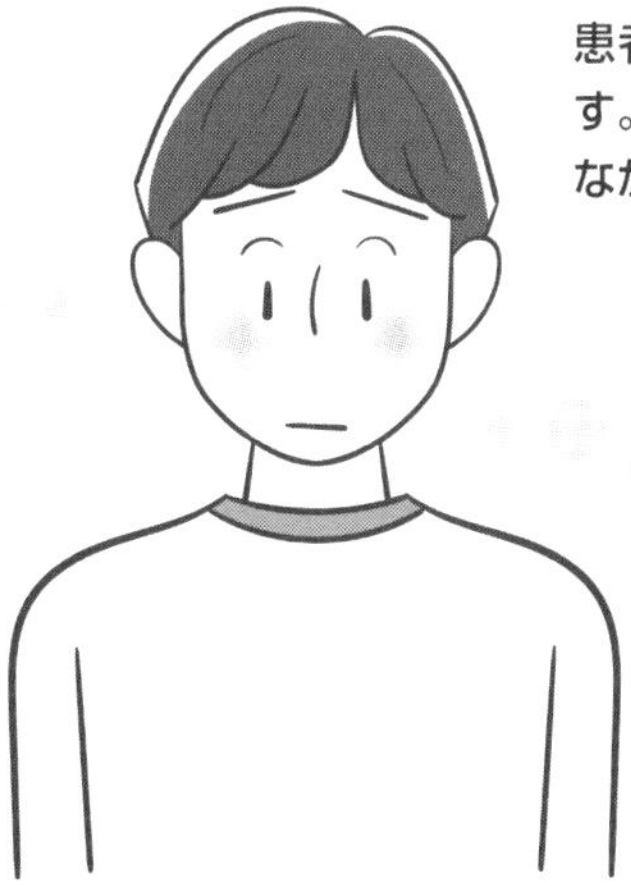
少し頭が
ボーッとする
前より少し
のんびりできる
ようになった
以前と特に
変わりがない

少し減らしはじめる

活動できない状態が苦痛になるなど「薬が効きすぎ」という感覚が出てきたときや、気持ちにゆとりが感じられるようになったら、少しずつ薬を減らしはじめる

まだ減量しない

薬をのんでいても以前と変わらない、ぼんやりした状態が苦にならない場合は、今の服用量が必要な状態と考え、薬の量はそのままに

薬を減らしはじめたときは

薬を減らすスピードはとてもゆっくり。この時期をがまんして過ごすと、あとの経過がよくなります。「薬の減量にはどのくらいの期間が必要か」などの見通しを医師に確認しながら、治療に取り組みましょう。

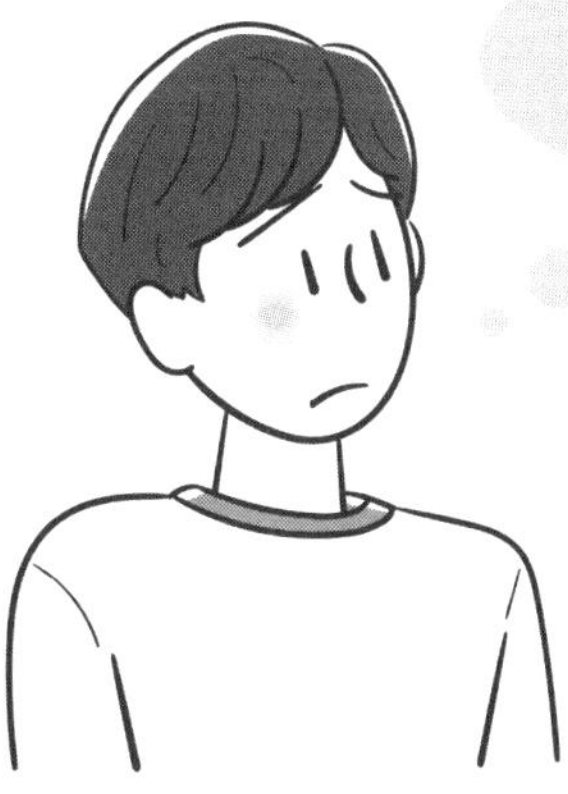
もっと早く減らせば、
もっと早くよくなるのでは？

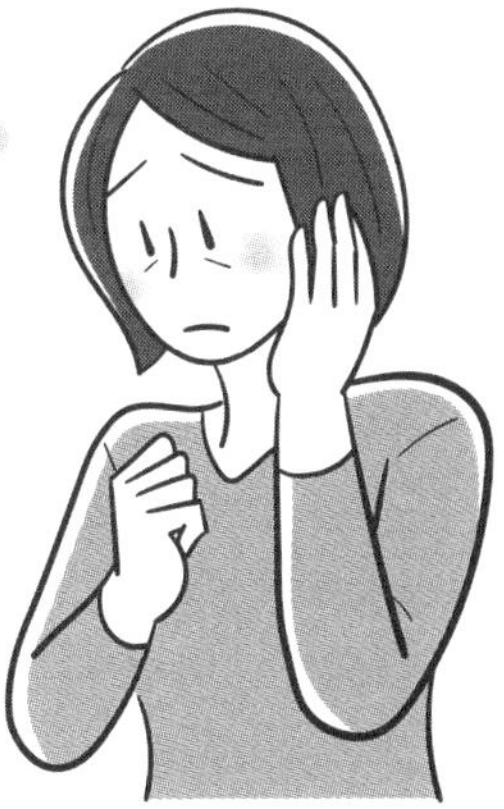
しっかりして
きているようだし、
もう大丈夫なのでは？

けっしてあせらない！

薬を減らしているときには、これらのことによく注意してください。

- よく眠れているか
- 疲れやすくないか
- あせりや、音に対する過敏さが出てきていないか
- 気持ちにゆとりがあるか

消耗期の薬
②

生活に合わせて、のみ方を調整する

消耗期には、薬を適切に使い、たくさんの睡眠をとることがもっとも大切です。睡眠時間と薬をのむ時間が重なって、服用の機会を逃したりする場合には、睡眠時間に合わせて薬をのむ時間のほうを調整します。

朝ゆっくり寝るAさんの場合

Aさんは朝、昼、夜、寝る前の４回薬をのむように処方されています。ところが、朝ゆっくり寝て、朝食と昼食を兼用でとる生活では、朝の薬をのむことができないという問題があります。

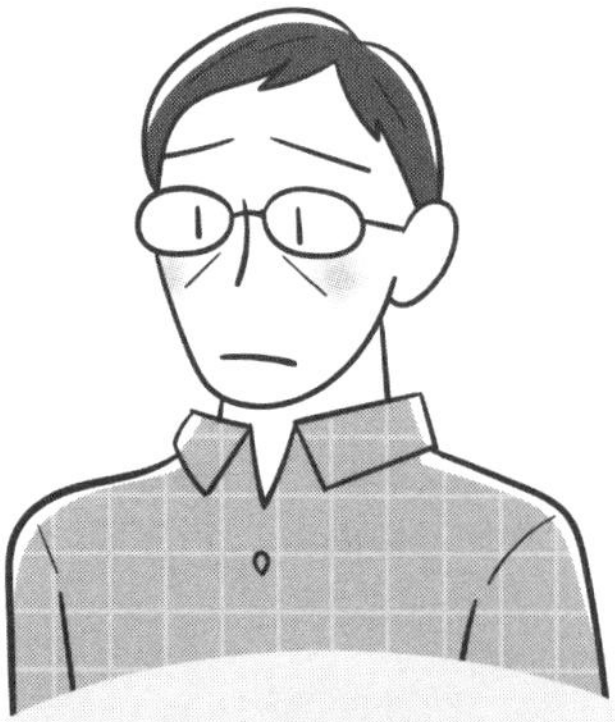
最初の食事のあとに、どの薬をのむべきか、いつも迷っているようだ。日によって朝の薬をのんだり昼の薬をのんだりしているみたいだけれど、大丈夫なのか？

問題点

朝の薬がのめない

朝食をとらないため、朝の薬が残ってしまう

午前11時起床

午前12時食事

薬をのむ

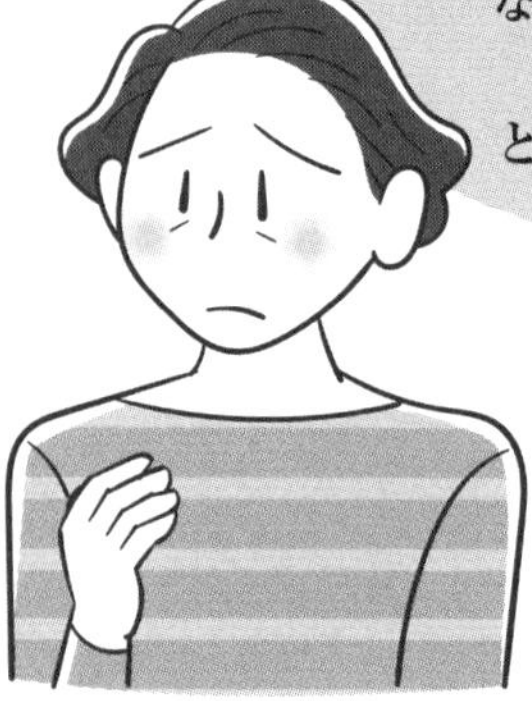
9時ごろに起こして、なんとか薬をのませることもありますが、とてもたいへんです。

午後3時軽食

午後の軽食のあとに昼の薬をのむことも考えたが、短い間にたくさんの薬をのむことになるのでやめてしまった

午後6時夕食

薬をのむ

薬をのむ

午後11時就寝

こうして解決

朝と昼の薬の内容を見直し、昼、夜、寝る前の３回服用のパターンに変更

薬の組み合わせを変えて、服用回数を減らしても同じ量の薬が体内に入るように工夫しました。

夕食後すぐに寝るBさんの場合

Bさんも1日4回の服用パターン。Bさんは朝早く起きますが、そのぶん夜早く床に就きます。そのため、夕食後の薬のあと、すぐに寝る前の薬をのまなくてはなりません。

午前8時
起床、朝食
薬をのむ

午前12時昼食
薬をのむ

午後7時夕食
薬をのむ
午後9時就寝

問題点

寝る前の薬がのめない

夕食後の薬をのんだばかりなので、またすぐに薬をのむことに抵抗を覚える

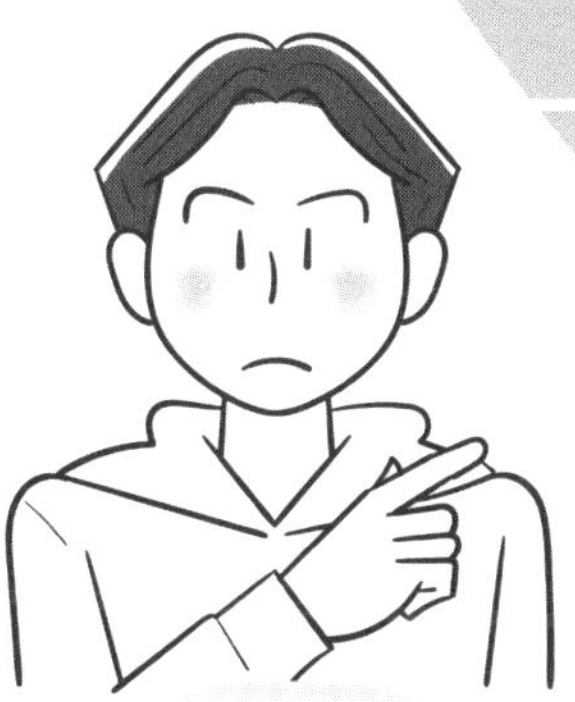
薬と薬の間が
2時間たらずに
なってしまって、
少し心配です。

こうして解決

夕食後と就寝前に分けず、就寝前の薬で一本化する

昼食後の薬を、効き目が長く続くものに替えました。そして、夕食後の薬を省き、就寝前の薬にまとめました。

生活のリズムを大切にする

よく眠ることは治療には望ましいのですが、生活のリズムがほかの人と合わなかったり、薬をのむタイミングがずれたりと、実際には不都合も多いものです。

薬をのむ時間と睡眠時間が重なる場合には、睡眠時間を優先してください。薬をのむために無理をするのではなく、生活に合わせて服用時間や回数を調整します。

医師に伝えることはできるだけくわしく

生活のなかでずっと薬をのみつづけることは、なかなかやっかいです。薬をのむ手間をできるだけ少なくするために、何が不便か率直に医師に伝え、相談しましょう。「のむ時間が不便だ」「回数が多い」など問題点だけでなく、「この時間帯がよい」といった希望も伝えます。相談は具体的なほうが、解決策もみつけやすくなります。

薬をのむ回数を減らすほうが、のみ逃しを少なくできます。

回復期の薬

薬の大切さをもう一度考えるとき

調子がよくなってくると、患者さんは薬をのむことをためらったり、つい忘れたりしがちです。この時期にこそ、薬の大切さをもう一度見直し、長くつき合っていくための姿勢をつくりましょう。

生活のなかで薬をのむことを見直す

不便な点だけではなく、薬があるとよい点についても考えましょう。また、少し先の予定や希望も含めて生活を見直すと、薬とのつき合い方を考えるうえでも役に立ちます。

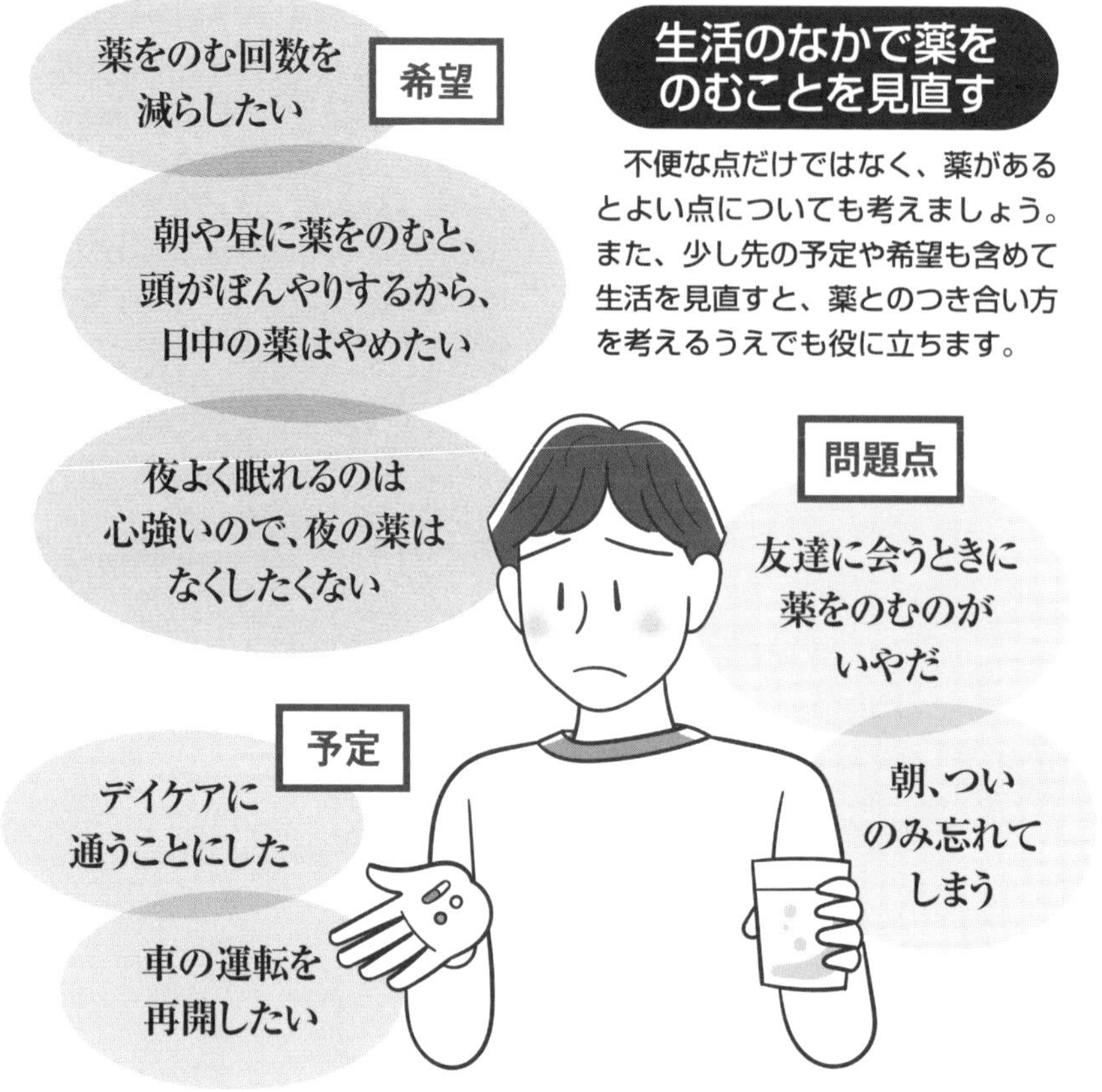

希望
薬をのむ回数を減らしたい
朝や昼に薬をのむと、頭がぼんやりするから、日中の薬はやめたい
夜よく眠れるのは心強いので、夜の薬はなくしたくない
予定
デイケアに通うことにした
車の運転を再開したい
問題点
友達に会うときに薬をのむのがいやだ
朝、ついのみ忘れてしまう

小さなこともよく考えて

家の外に出て活動するとなると、薬をのみつづけるのに思わぬ不都合が生じます。一つひとつはささいなようでも、毎日続くとなるとなかなかやっかいなものです。

希望や疑問は医師に相談し、薬とのつき合い方を改善していきましょう。

まず医師に相談する

できそうなことは改善策を探り、できないことは納得するまで説明を受けよう

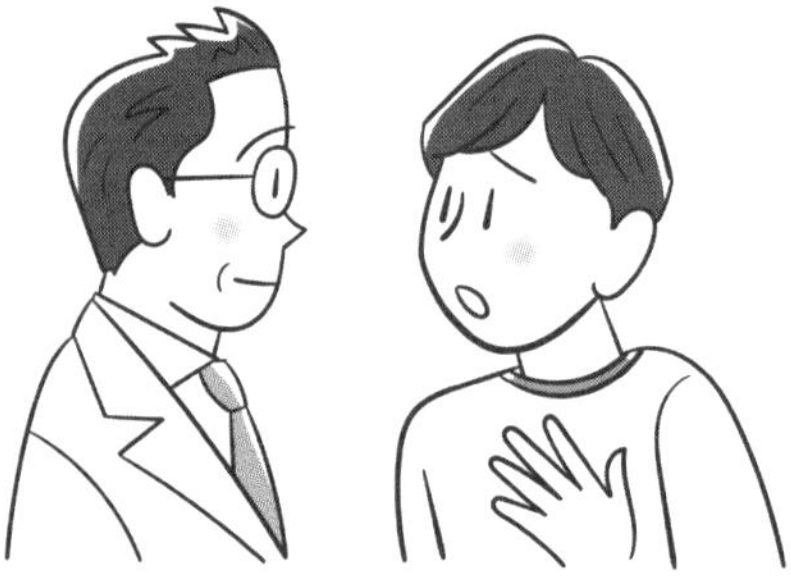

注射による治療

薬によっては、注射で投与できます。これをデポ剤といいます。のみ忘れが多い人や、薬を毎日のむことへの抵抗感が大きい人に向きます。

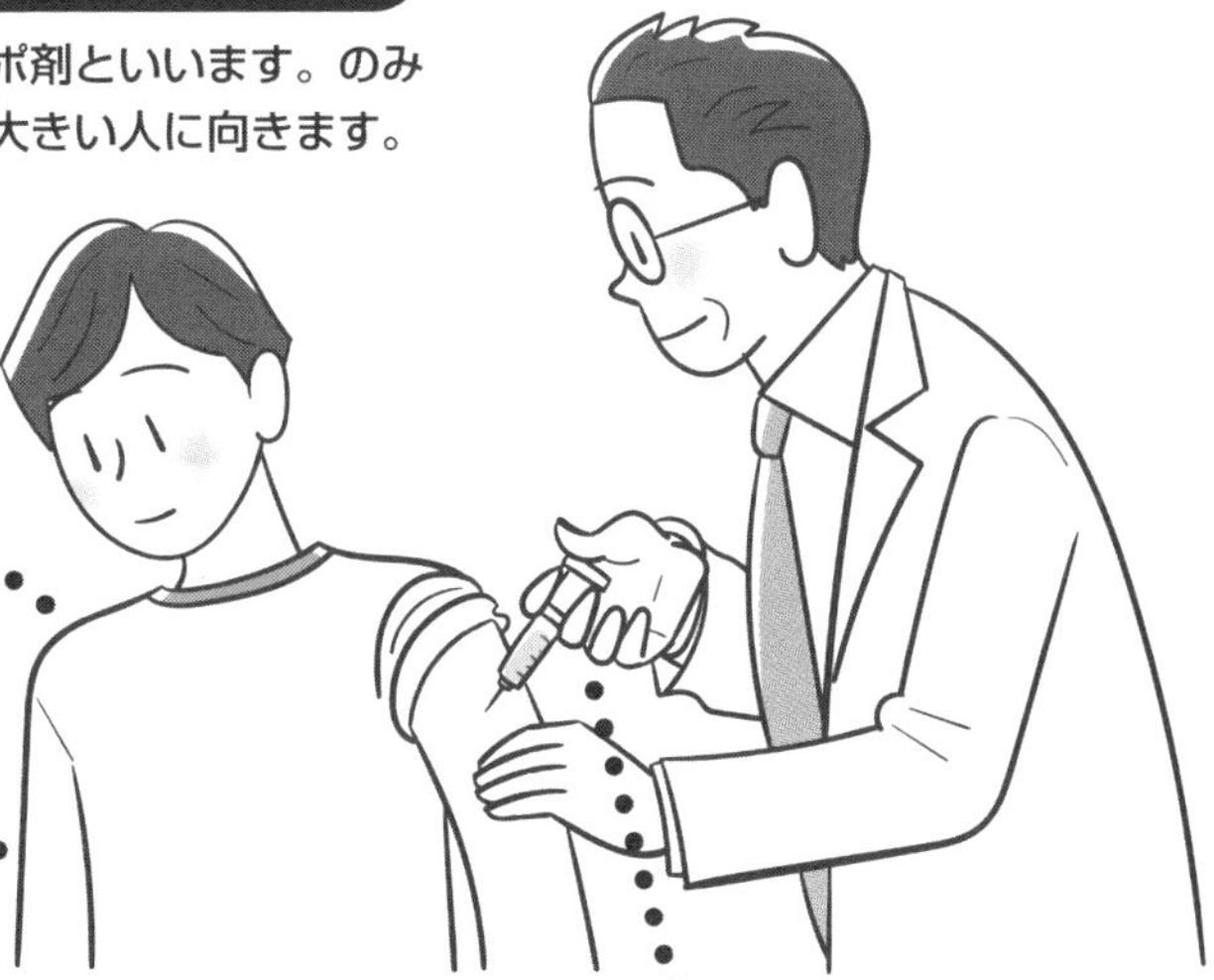

ゆっくり効く

注射の溶液は、すぐには血液と混じり合いません。薬の成分は少しずつ、じわじわと血液中へ溶け出していき、薬の血中濃度が一定に保たれるのです。

副作用が現れたら

副作用を抑える薬はのみ薬だけ。そのため、デポ剤で副作用が現れた場合、副作用を抑える薬は服用する必要があります。

2～4週間に1回

医療機関で薬を筋肉注射します。頻度は薬によって異なります。

デポ剤の例

一般名	商品名	頻度
アリピプラゾール	エビリファイ	4週に1度
リスペリドン	リスパダールコンスタ	2週に1度
パリペリドンパリミチル酸エステル	ゼプリオン	4週に1度
	ゼプリオンTRI	12週に1度
ハロペリドール	ハロマンス	4週に1度
フルフェナジンデカン酸エステル	フルデカシン	4週に1度

生活への負担が少ないデポ注射

薬を毎日のむかわりに、約二～四週間に一回「デポ剤」を注射する「デポ注射」という方法もあります。デポ剤とは長時間作用する薬で、毎日の服薬から解放されるというメリットがあります。

ただ、デポ注射では、眠気などの副作用が起こったときに対処しにくいという難点があります。また、定期的に注射を受けることに抵抗を感じる人もいます。

欧米でのデポ注射の取り組み

日本人は注射に対する抵抗感が強いためか、デポ注射の利用はまだまだ低頻度です。しかし、欧米ではデポ注射を利用しやすいようなしくみが整っていて、たくさんの患者さんが利用しています。

イギリスでは、地域のデイケア施設など、医療機関以外でも注射が受けられますし、保健師が家庭訪問して注射する制度もあります。

薬とのつき合い方

患者さんも家族も薬を正しく理解する

薬をのみたくない、のませたくないと思っていると、お互いに薬について話すことも避けがちですが、それはよくありません。薬について不安、不満があるときには、医師と話し、改善策をいっしょに探っていきましょう。

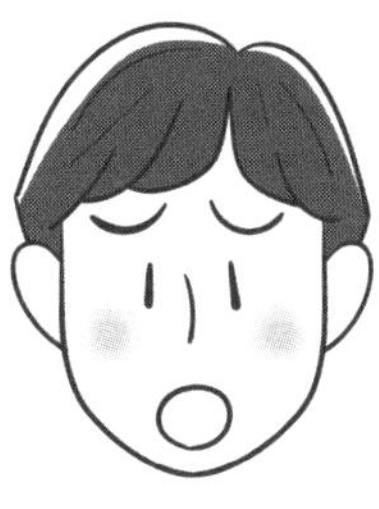
薬を
やめたい！

医師と話すことが必要

薬をのむ回数、量、作用が「こうだったらいいな」ということを率直に医師に伝えましょう。不満点、その理由などを話し合い、対処することもできますし、病気や薬について正しく理解することにもつながります。

なぜなら

① 調子がよい。もう治ったに違いない

② 薬をのんでいる姿を見られたくない

③ のみ忘れるし、わずらわしい

薬をのむ時間、回数を見直す

外で薬をのまずにすむよう服用時間を調整する、効き目の長い薬を1日1回のむよう切り替えるなどの方法があります。

よい状態をキープする薬の量を見極める

副作用は困りますが、薬が少なすぎてもいざというときに役に立ちません。薬の働きをみながら、数ヵ月かけて服用量を調整します。

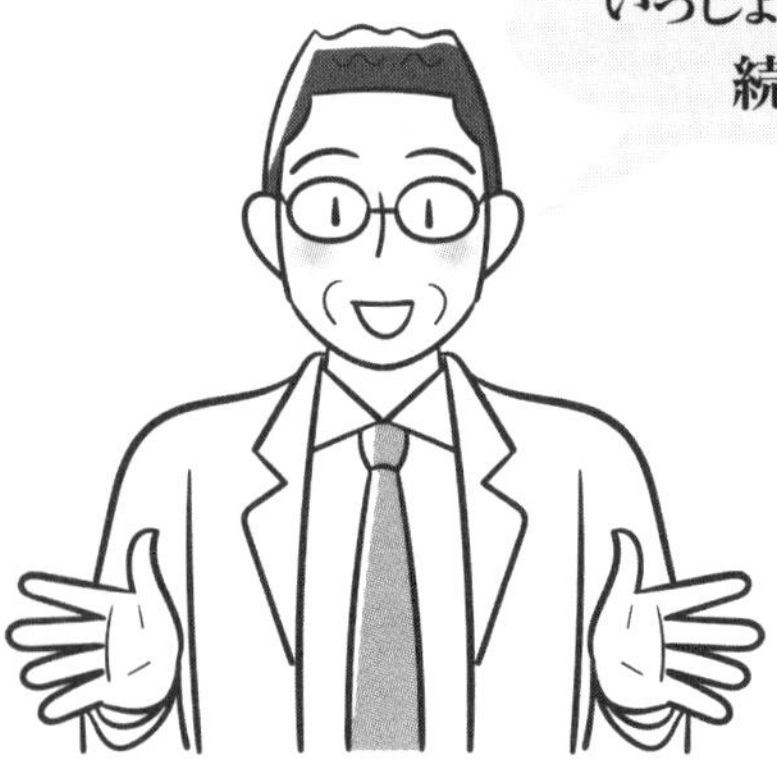
いっしょに工夫しながら
続けましょう

なぜなら

- 薬によって神経を休め、よい状態を維持できる
- 再発を予防する

リハビリを通じてストレスへの対処法を学び、薬を使って神経の過敏さを和らげることが、再発予防につながる

家族と本人の共通認識を

薬をのみつづけるためには、本人と家族が同じように理解し、家族が本人をサポートすることが欠かせません。薬について本人は自分の希望を家族に伝え、家族は本人の気持ちをくみとりましょう。

〈家族は〉

本人の言葉に耳を傾けましょう。よかれと思ってやっていることが、本人の負担になっている場合もあります。

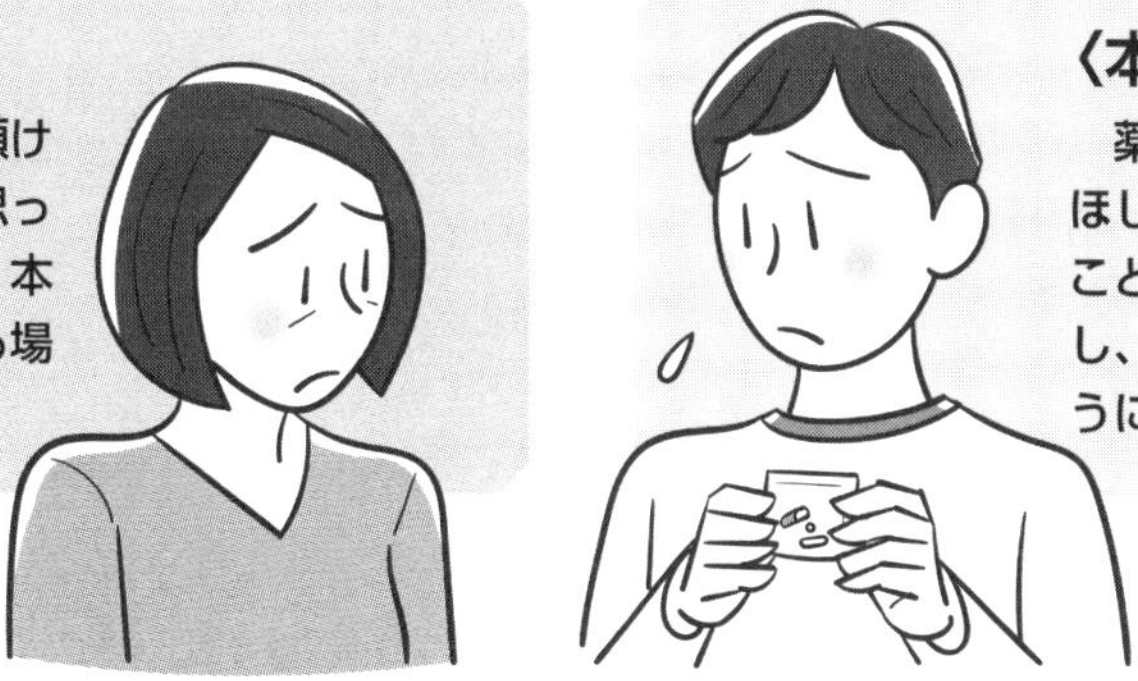

〈本人は〉

薬をのむうえで、助けてほしいこと改善してほしいことがあれば、きちんと話し、共通の認識をもてるようにしましょう。

こんな考え方をしないで

- 薬をのむのは治っていないからだ
- 薬をのまなくてはならないなんてかわいそう
- 薬はのんで当然だ

薬をのむことをとがめないで。薬は必要なもので、のみつづけるのはたいへんなことだと認識を

こんなことを伝える

- 薬についてあまりふれてほしくない
- 相談にのってほしい
- とがめないでほしい

薬に対する考え方は人それぞれ違う。わかってほしいと思うだけでは伝わらないので、きちんと話そう

薬の疑問や不安は医師に相談を

薬は少量でも、再発予防のためにのみつづけることが大切です。しかし、薬を減らしたい・できればやめたいと思っている人は多いでしょう。不安があれば医師に相談してみましょう。

デポ剤を検討するほか、一日に一〜二回の服用ですむ薬を調整することも可能になりました。

なにげないひと言が不安にさせることもある

薬をのみたくないと思っている患者さんは、薬について周囲から言われるだけでも気に病みます。周囲の人は「薬に頼るべきではない」「病は気のもちようだから」といった不確かな発言は慎むべきです。「いつまで薬をのむのだろうね」といったなにげない感想も、本人を不安にさせます。

規則正しく薬をのめるなら、薬の管理も本人に任せ、見守ってあげましょう。

病名を伝えるとき

特殊なことだと思わない・思わせない

本人に病名を伝えるかどうか、どうやって伝えるかを迷う人もいるでしょう。しかし、長くつき合っていく病気であれば、病名を伝えるのは当然です。病気について共通の理解をもつ機会としましょう。

病気に向き合う気持ちを伝える

病気について話し合うときは、隠しても、強調しても不自然です。治療に向けてプラスとなるよう、お互いの理解を深め、周囲の人は患者さんをサポートする姿勢を示しましょう。

【治療や生活のことをお互いに了解する】

- 薬の必要性を理解する
- 病気であることを話し合える、相談できる
- わかってもらえているという安心感がある

病名をオープンにすると、病気についてより話し合いやすくなります。薬や治療について前向きに話し合えますし、「わかってもらっている」という安心感は、なにものにもかえがたいでしょう。

【隠す】

- はずかしいことなのか
- よそよそしいな
- 自分のことなのにどうして言ってくれないのか

周囲の人が病名をことさらに隠そうとすると、患者さんに「隠さなければならないのか」とうしろ向きの気持ちを植えつけます。

【押しつける、制限を強いる】

- 病気だから、どうせダメだ
- 治らないのなら、薬をのんでもムダだ
- あれはダメかな、これもダメかもしれない……

「病気」の面だけを強調すると、治療や生活全般に、積極的に取り組みにくくなってしまいます。

もっとも大切なのは理解すること

「統合失調症」と伝えると、患者さんがショックを受けるのではないかと心配する家族もいます。

しかし、病名を知ることは、病気を受け入れ、ともに向き合うための第一歩です。

伝え方の例

「あなたの病気は、神経が疲れすぎたために起こったので、薬の助けを借りながら、こつこつと治療することが大切だ」

「がんばりすぎず、休むコツをつかみながら、少しずついっしょにやっていこう」

医師をはじめとする医療の助けや、周囲の人のサポートがあることを保証しながら話す

統合失調症だと……

生活習慣

◆**疲労をためない**
◆**睡眠をたっぷりとる**
◆**ストレスを減らす**
◆**無理をしすぎない**

神経の過労を避けるために、体を疲れさせない、脳を休めるための睡眠時間を確保するなど、どれも一般の健康管理と変わりません。

薬

◆**一日に1～4回服用**

薬は最低限必要な量をのみつづけます。

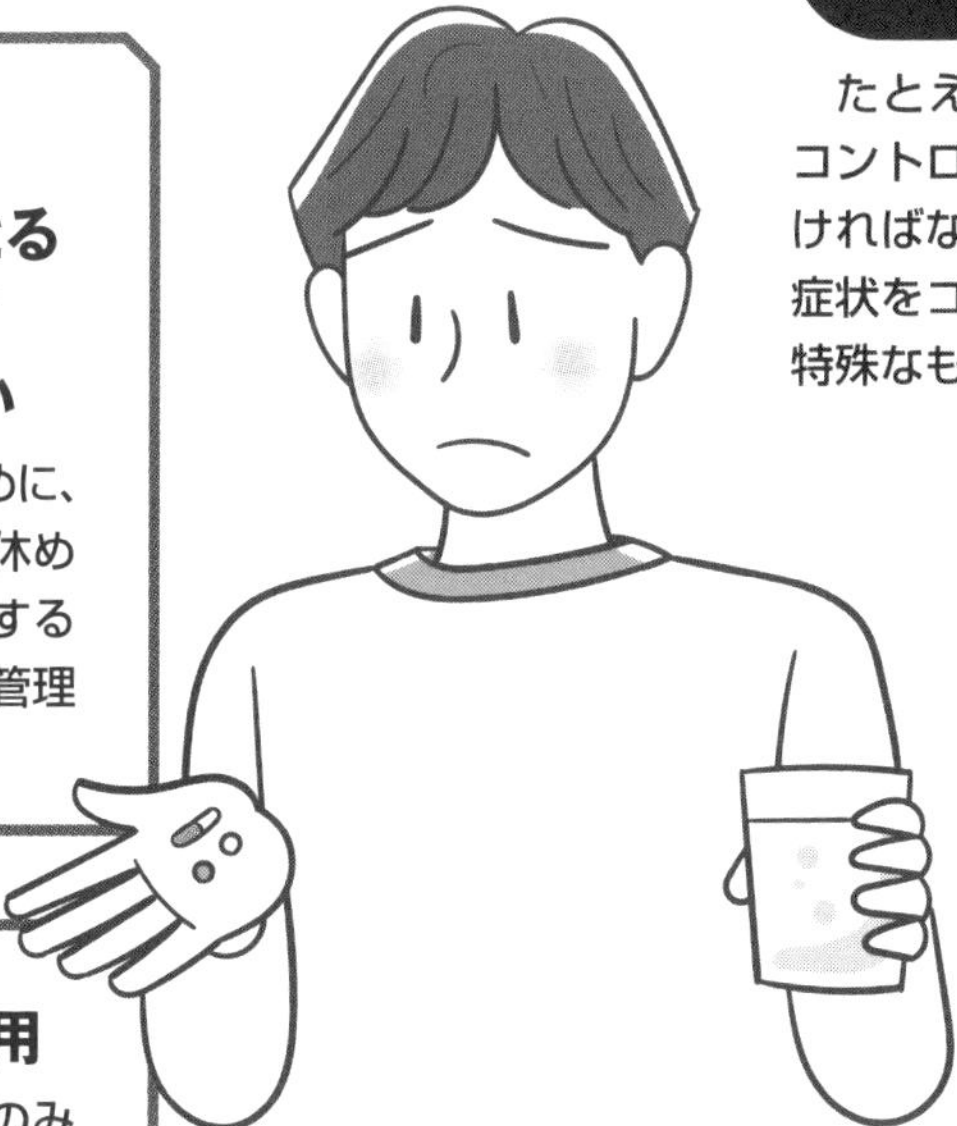

治療について前向きに、ふつうに考える

たとえば、高血圧は慢性の病気です。コントロールするために毎日薬をのまなければなりません。統合失調症も、薬で症状をコントロールする病気。けっして特殊なものではありません。

高血圧だと……

生活習慣

◆**減塩、減量**
◆**適度な運動**

薬

◆**一日に1～2回服用**

インターネットの情報は

症状が落ち着いてくると、本人もインターネットで情報を得ようとしますが、周囲の人は、本人の様子に注意しましょう。

○ **公的機関のホームページの情報は、わりと客観的**

!注意
インターネットの情報は玉石混交。信用しすぎないように

!!注意
情報過多で苦しんでしまうこともある。インターネットの使用はしばらく休むようサポートを

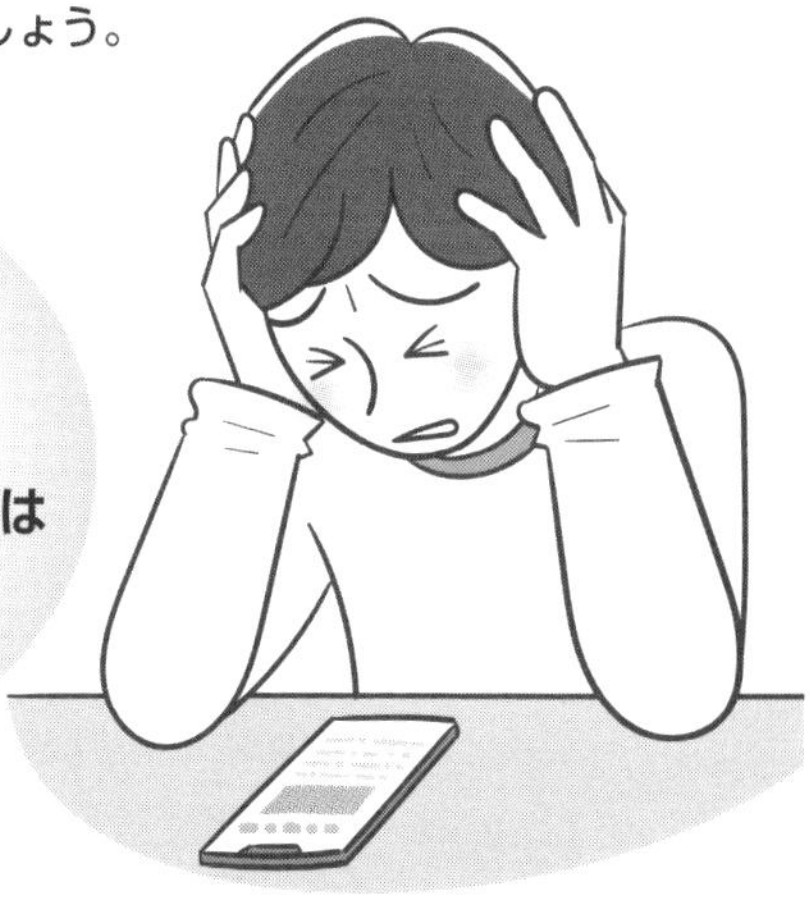

相談コーナー

タバコやアルコールはどうしたら？

アルコールをのませてよいか迷います。タバコは気分が落ち着くと言いますが……

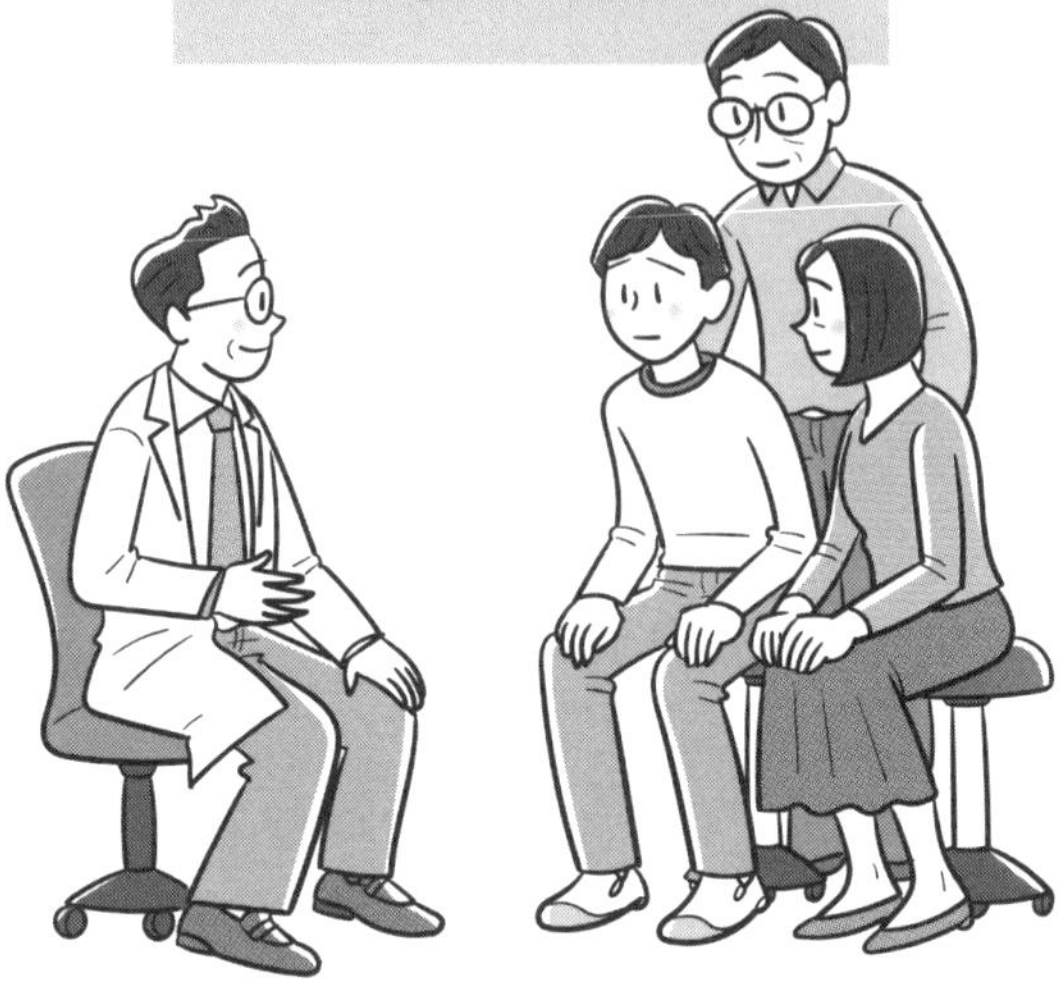

症状が安定したら少量の飲酒は認められます。タバコは減らしていきたいですね。

急性期で興奮が激しいときには、アルコールが症状を悪化させるおそれがありますが、症状が安定してきたら、ほどほどに楽しむのはかまいせん。ただ、アルコールをのむと抗精神病薬の働きが強くなるため、眠気が増すこともあります。睡眠薬を使っている人も、治療薬の作用を強めることがあります。アルコールと薬をのむ時間はできるだけあけましょう。また、寝酒は睡眠の質を下げる場合があるので、すすめられません。

　薬の副作用で眠気やだるさが出たときに、コーヒーなどでカフェインを多くとるのはやめましょう。カフェインをとりすぎると、イライラ感、興奮、不安感が増し、薬の効果を打ち消してしまいます。

　注意したいのはタバコです。統合失調症では、発症前より本数がふえたという人もいます。タバコを吸いすぎると薬の血中濃度が下がり、薬の効き方が悪くなります。また、一般的に、タバコによって血管障害、がんになるリスクはふえます。必要なら禁煙治療を検討します。「薬をのむ量を減らしたいなら、禁煙しよう」と提案してみてもよいかもしれません。

4

これからどうする？
社会復帰へ向けて

自分らしく生きるために、
社会と上手にかかわっていくために、
リハビリは大きな助けになります。
リハビリにはどんなものがあるか、
どうやって利用すればよいかなどの
疑問に答えます。

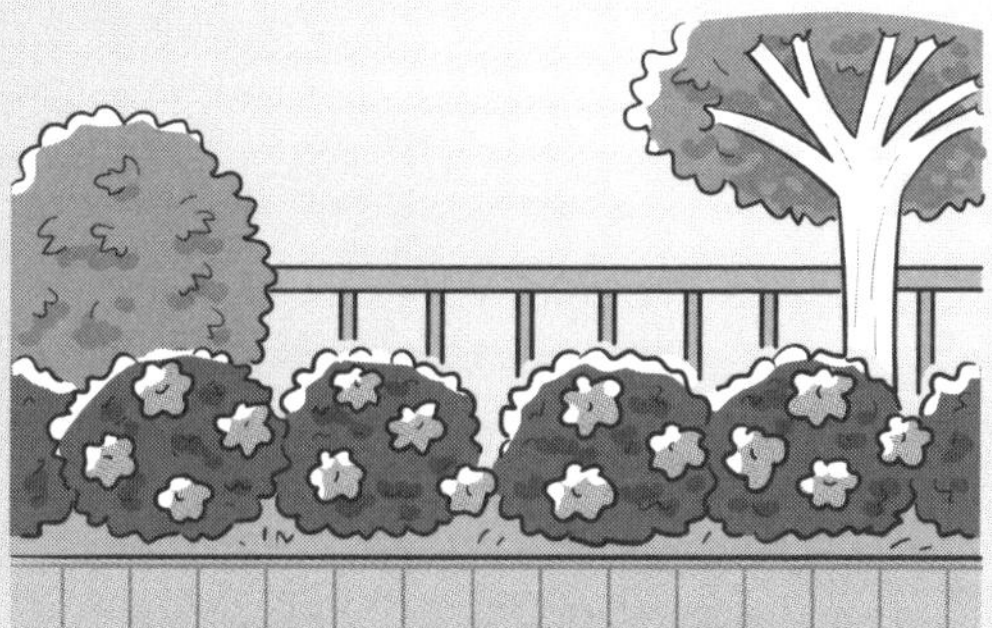

知っておきたい

薬物療法と併行してリハビリを進める

十分に休んで症状が落ち着いてきたら、薬物療法とともにリハビリテーション（リハビリ）を進め、リカバリーの旅を歩みます。日常生活を送れるようになれば、社会復帰につながります。

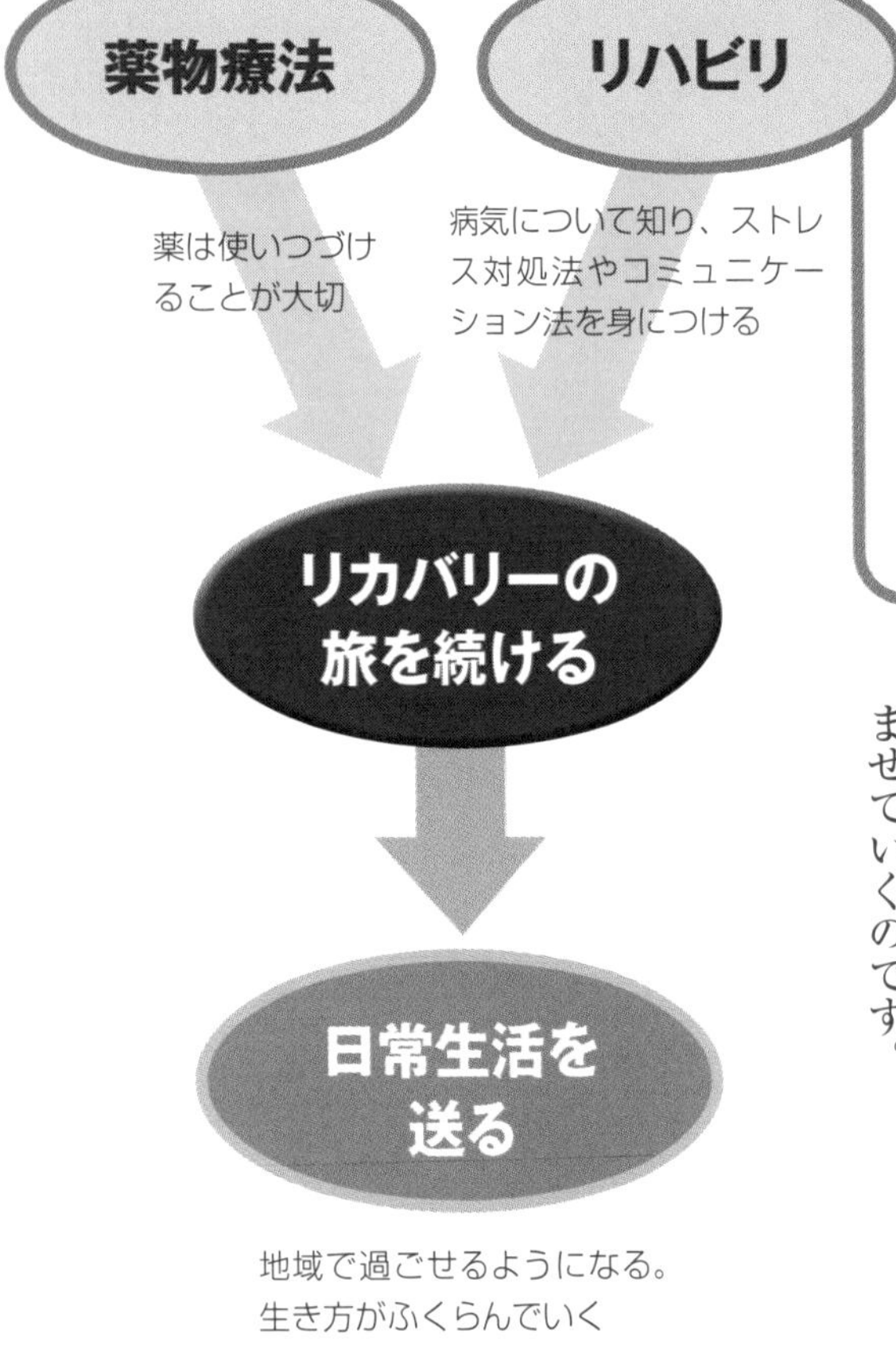

薬物療法
リハビリ
薬は使いつづけることが大切
病気について知り、ストレス対処法やコミュニケーション法を身につける
リカバリーの旅を続ける
日常生活を送る
地域で過ごせるようになる。生き方がふくらんでいく

リハビリとは、患者さんが、病気や障害を抱えながらも、自分らしく生活しようとする、つまりリカバリーの旅を続けるのを応援する、さまざまな手立てのこと。体の病気などのリハビリとちがい、急性期から始める治療のひとつです。

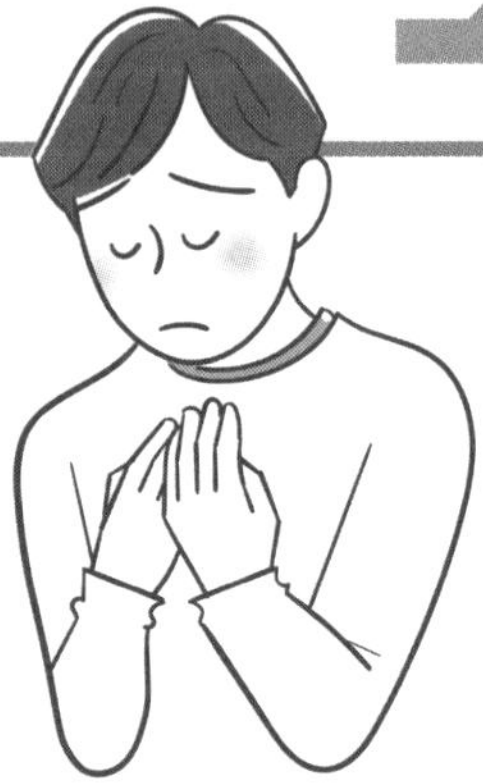

自分の希望や考えを周囲の人に伝えよう

日常生活が送れるようになる応援をする

リハビリで大切なことは、本人がどのような暮らしを望んでいるかに、まず耳を傾けることです。そのうえで、本人のできていることと、得意なことを生かすように考えます。同時に、仲間やスタッフとの対話を通じて、生活の場で必要なことをおこなう練習を始めます。試行錯誤を重ねながら、生活力（一般にいう経済的な意味ではなく、生活していく力）をふくらませていくのです。

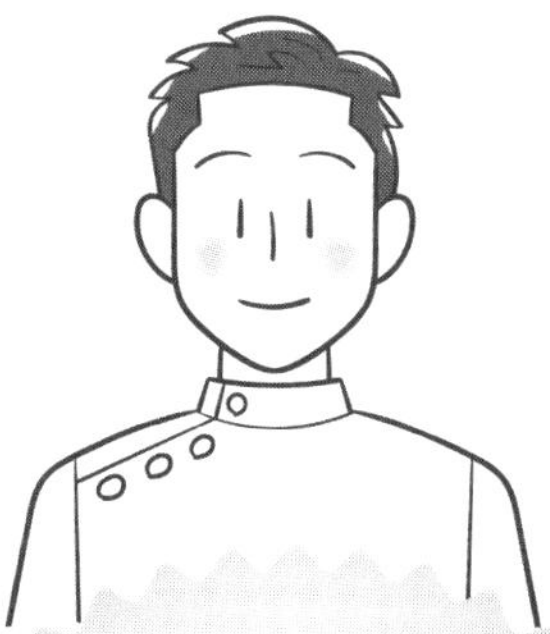

アウトリーチは重要な手段

　強い不安や恐怖のあるなかで暮らしつづけるには、患者さん自身はもとより、家族や支援者にとっても、強い葛藤を抱える忍耐の時間が必要になります。それを支える支援に「アウトリーチ」があります。例えば以下のスタッフが患者さんの住まいに訪れ、対話を重ね、かかわりつづける方法です。

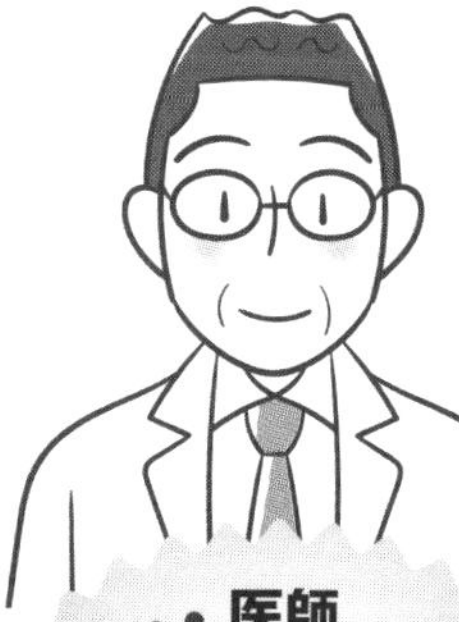

アウトリーチ
生活の場にスタッフが出向く

作業療法士
- 日々の生活の工夫を共におこなう
- 自宅でのＳＳＴ(→P71)など、生活の工夫やスキルの練習

医師
- 話を聞く　●相談
- 薬の処方、使い方の指導
- 身体や精神の状態の把握

看護師（訪問看護）
- 話を聞く　●相談
- 薬の使い方の指導
- 体の病気への手当て

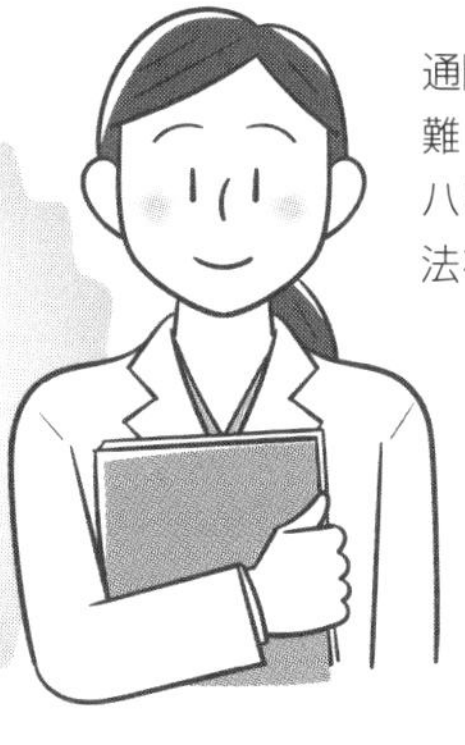

通院することが難しい人に、リハビリや薬物療法を提供する

精神保健福祉士、相談支援専門員
- ケアマネジメント
- 相談
- 活用できる資源の紹介
- 各種手続きのサポート

ホームヘルプ
- 生活支援　●家事支援
- 生活を支えるお手伝い全般

訪問サービスの探し方

　アウトリーチには多くの専門家が必要で、おこなっている医療機関や自治体は少ないのが実情です。まずは、下記のようなところに相談してみましょう。
●保健所、市町村の担当課（障害福祉課など）　●医療機関　●相談支援事業所　●精神科訪問看護ステーション　●基幹相談支援センター　●ひきこもり支援のＮＰＯ　●一般社団法人コミュニティ・メンタルヘルス・アウトリーチ協会　https://www.outreach-net.or.jp

なぜリハビリが必要か

「生活のしづらさ」を和らげる練習をする

リハビリとは、「できないことを、できるようにする」ことと思っている人が多いようですが、必ずしもそうではありません。リハビリとは、よりよく暮らすためにおこなうものなのです。

さまざまな困難がある

統合失調症は心の障害なので、外からはみえにくいのですが、患者さんは、いろいろな局面で困難を感じています。

対人関係の困難

注意、関心の幅が狭くなり、相手を思いやったり、相手の気持ちを想像したりといった心の働きをするゆとりがなくなりがちです。

人ごみで緊張しやすく、人への対応がぎこちなくなることも、よくあります。

- あいさつができない
- こみいった話をするのがむずかしい。話を続けられない
- 相手の気配を察することや、間合いをはかることが苦手になる
- ごまかす、断る、秘密にするなどの話術が苦手になる

作業する際の困難

対人関係が苦手になると、チームでの作業もスムーズにいかなくなることがあります。また、疲れやすいため、集中力、注意力を持続できず、長丁場の作業が苦手になります。

- 集中力、注意力を持続できない
- 疲れやすく、しばしば休息が必要
- チームワークやスピードの必要な作業が苦手になる
- 細かく複雑な作業に時間がかかる

日常生活上の困難

不安感が強くなって、ものごとに積極的に取り組めません。判断力や決断力は弱くなり、ものごとに柔軟に反応することが苦手になってしまいます。

- 臨機応変な対応ができなくなる
- 1つのものを選ぶ、決断するということが苦手になる
- 不安な気持ちが強く、消極的になりがち

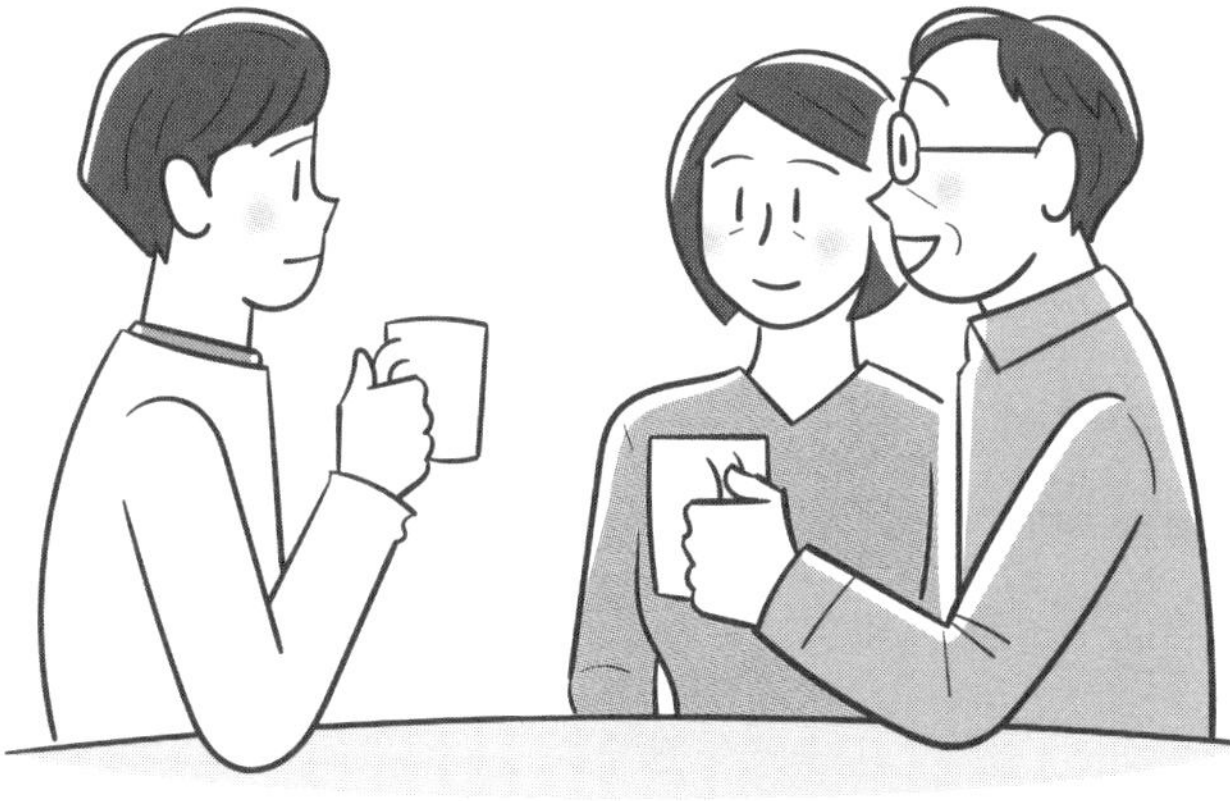

家庭は最初のリハビリの場

P64のような困難は、根気よく取り組み、少しずつ慣れていけば、ある程度は改善できます。最初は、家での日常生活そのものがリハビリになるのです。

声に出して伝える

自分の気持ち、考えを相手に伝える練習を。病気をわかっている家族との会話から始めよう

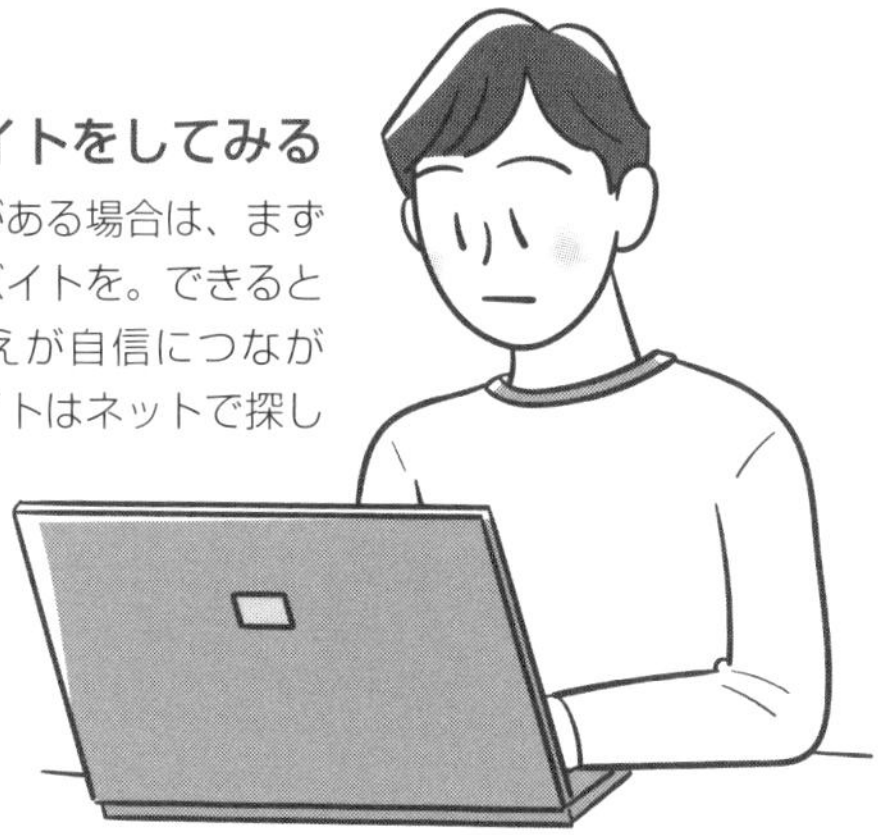

アルバイトをしてみる

就職に不安がある場合は、まず短期のアルバイトを。できるという手ごたえが自信につながる。アルバイトはネットで探してもいい

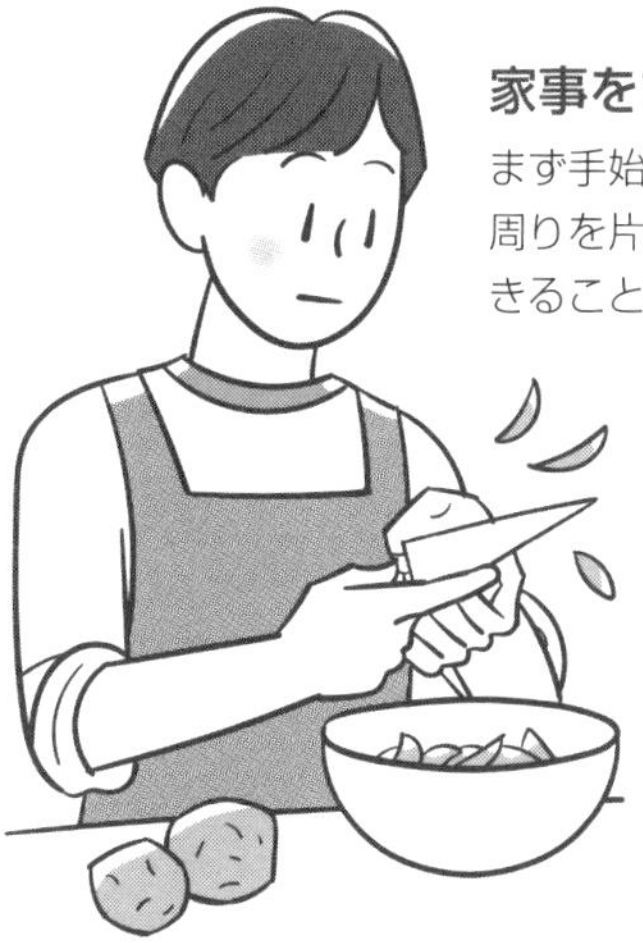

家事をする

まず手始めに、自分の身の周りを片付けて。徐々にできることを広げていく

困難があることをみなが理解する

統合失調症の人が、回復期から社会復帰へ向けてもっとも苦労するのが、「周囲につらさをわかってもらえない」こと。ストレスの影響から、感覚過敏や安心感の欠如があるのですが、こうした心の障害は外からはみえないので、なかなか理解されにくいのです。

生活全般がリハビリになる

本人が感じる大きな障害は「生活のしづらさ」です。そこで、リハビリでは生活の一つひとつの局面で、どうすればスムーズに生活できるかを工夫するのです。

リハビリに決まったコースはありません。生活全般がリハビリの現場になります。

このとき、周囲のサポートはとても励みになります。福祉や支援のサービスは整備されてきました。どんなサポートが得られるか、まず調べてみましょう。

リハビリの
第一歩

地域での過ごし方がリハビリの始まり

リハビリは「生活をしやすく」するためのもの。
つまり、身近なことすべてがリハビリにつながるわけです。
リラックスできる場所で、気をつかわずにすむ人との接し方を学ぶことも、リハビリの一環です。

自宅でリハビリを始めよう

施設などへリハビリに通う前に、自宅で少しずつリハビリを始めて、慣らしましょう。

ポイント 1 まず周囲の人が、わかりやすく示す

たとえばあいさつひとつとっても、「誰にするか」「言葉づかいはどうするか」など、いろいろなことを判断しています。まずはいっしょにいる人がわかりやすいお手本となりましょう。

生活を通じて日常の動作をもう一度確認することができます。

ポイント 2 前向きな課題を立てる

「何かをやめよう」という目標では、なかなか前向きに続けられません。そこで視点を変えて、下記のように「何かを始める」ための目標を立てましょう。

「どんなよいことがあるか」を考え、それを実現させるべく努力するほうが、やりがいも感じられます。

✕ 朝寝坊をやめなきゃ

↓

○ 朝起きて、みんなといっしょに朝ごはんを食べよう

✕ 昼間ゴロゴロしていてはいけないな

↓

○ 少し外に出て、体を動かそう

できることを少しずつ増やす

回復期に入ると、「外へ出たい」という気持ちが芽生えてきます。けれど同時に「近所の人に会ったらどうしよう」という不安もわいてきます。こんなときこそ家族など身近な人がいっしょに行動して、「いっしょなら大丈夫」という感覚をふくらませたいものです。

また、病気をしたという自信のなさから、本人は自分の長所や強みを過小評価しがちです。周囲の人が「あなたの○○ということは強みですよ」と伝えましょう。

ポイント 3 手順をわかりやすく定める

苦手なことがあるときには、まずそのものごとの流れを細かく分割して見直します。その一つひとつのうち、どの部分でつまずくのかがわかったら、そこをていねいに練習します。

〈たとえば、あいさつの手順は〉

①視線を合わせて

②明るい表情にして

③声に出してはっきり話す

④軽く会釈して、背すじを伸ばす

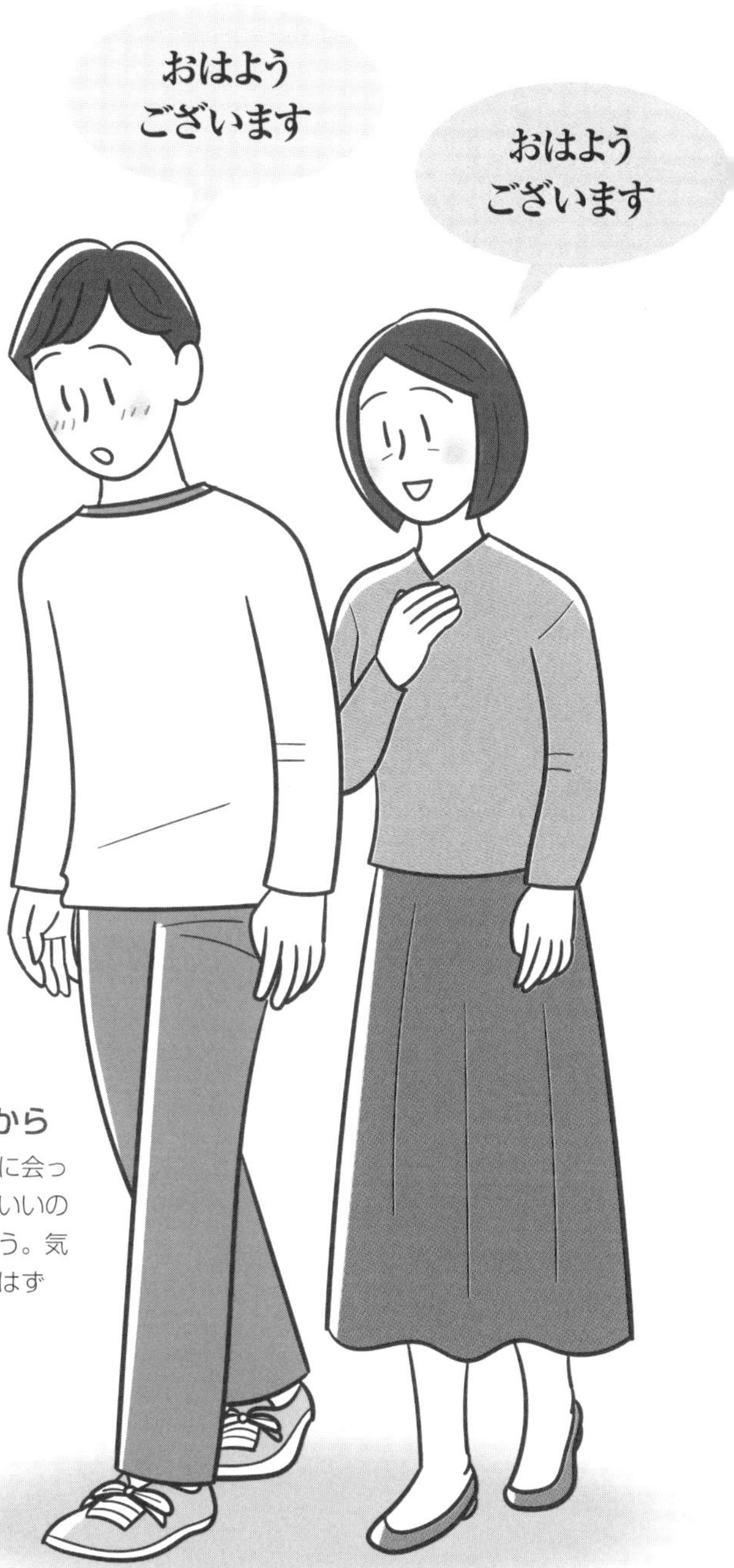
おはよう
ございます
おはよう
ございます

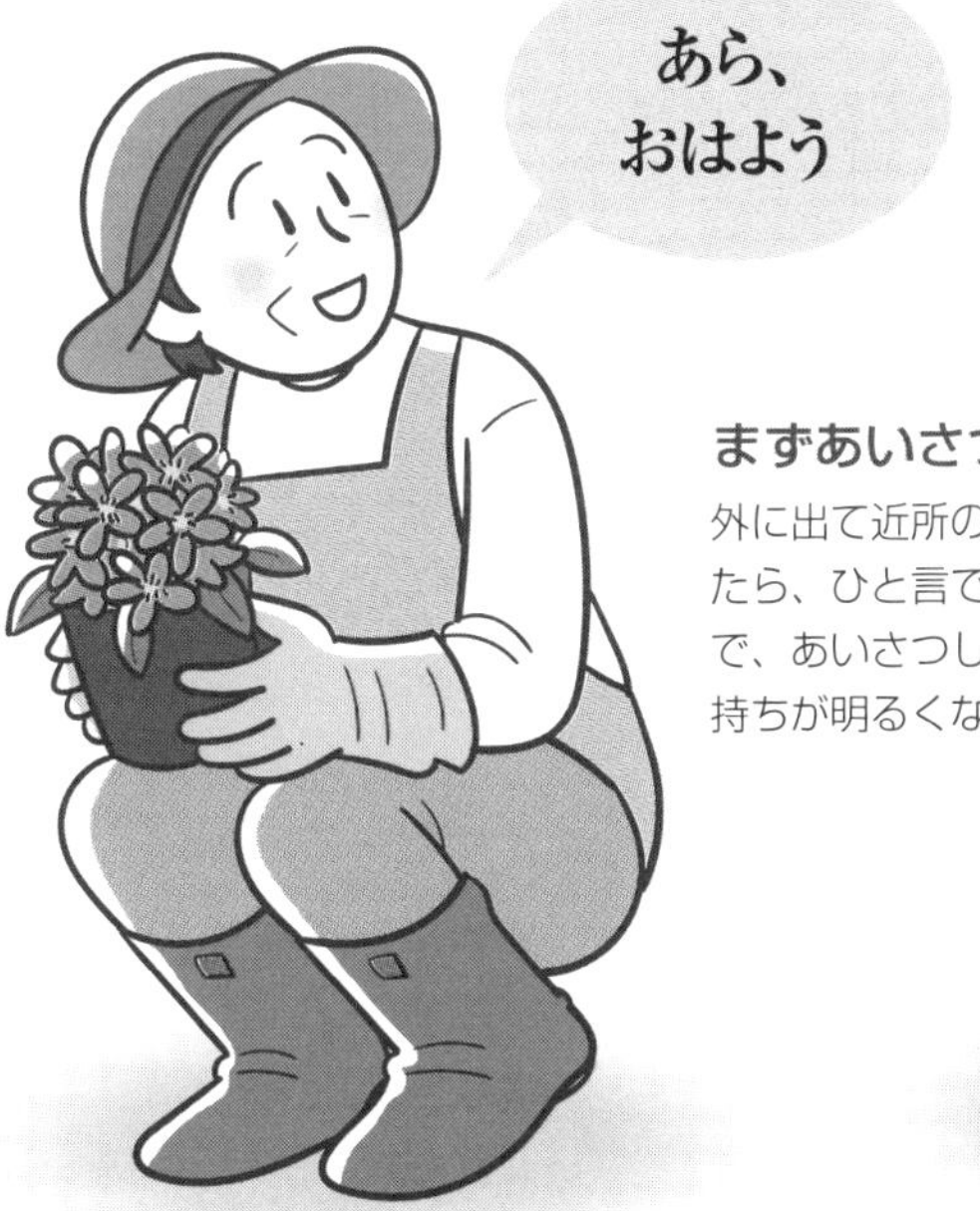
あら、
おはよう

まずあいさつから

外に出て近所の人に会ったら、ひと言でもいいので、あいさつしよう。気持ちが明るくなるはず

リハビリでめざすところ

「できる」「楽しい」を大切にすること

リハビリは、単に障害や病気の「マイナス部分」を減らすためだけにおこなうものではありません。長所を伸ばし、できることの喜び、生活する楽しさ、好きなことやいろどりといった「プラスの部分」をふやすこともあるのです。

自己回復力を高める

「できる」「楽しい」と感じながらリハビリをおこなううちに、心にゆとりがもてるようになるでしょう。自分自身を前向きに認められるようになり、病気を治すための自己回復力や生活力を高めることにつながります。

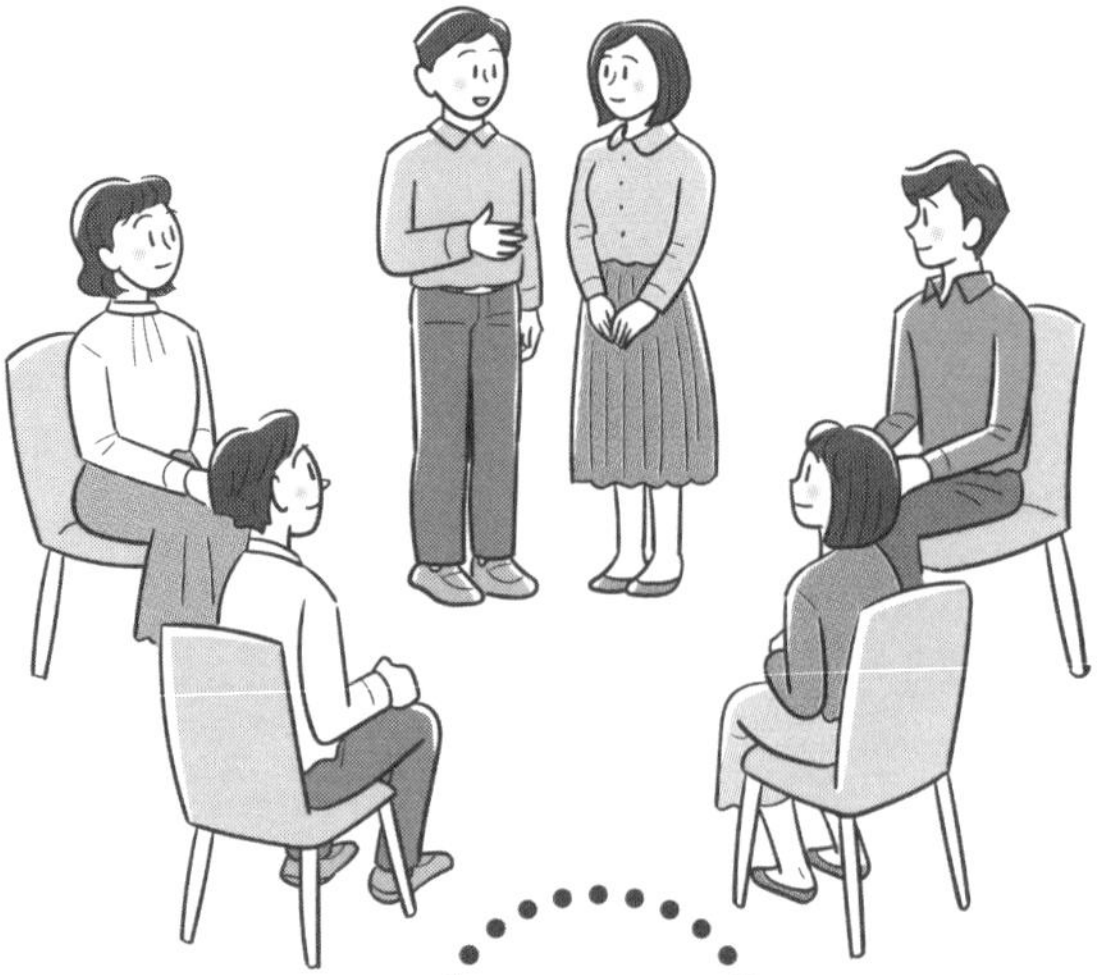

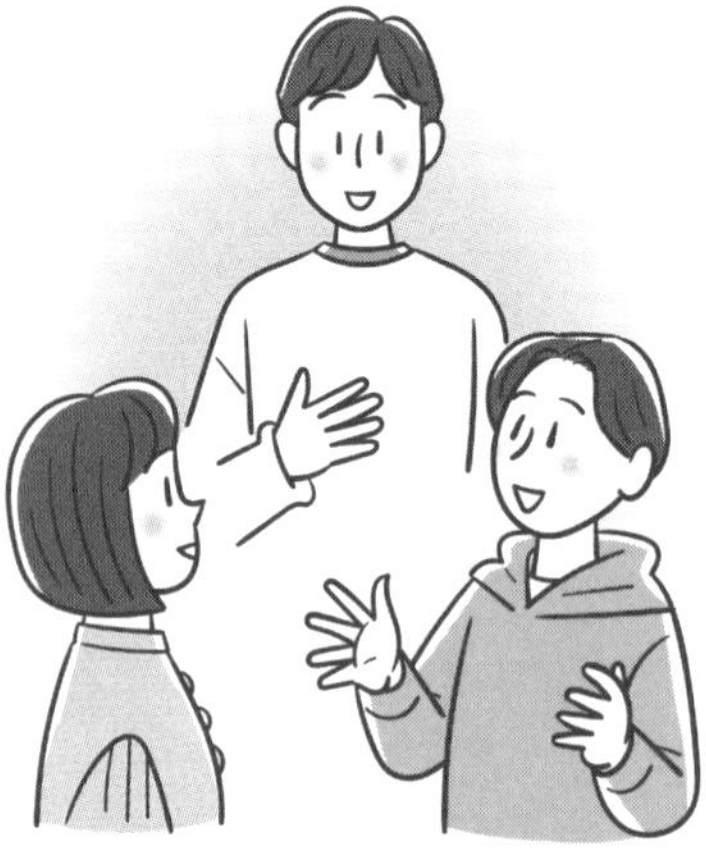

できる

社会生活スキルトレーニング（ＳＳＴ）など、生活の技能面でのリハビリ。できることから始めよう

楽しい

同じ病気の仲間と話すうちに安心感が生まれる。気持ちのリハビリ

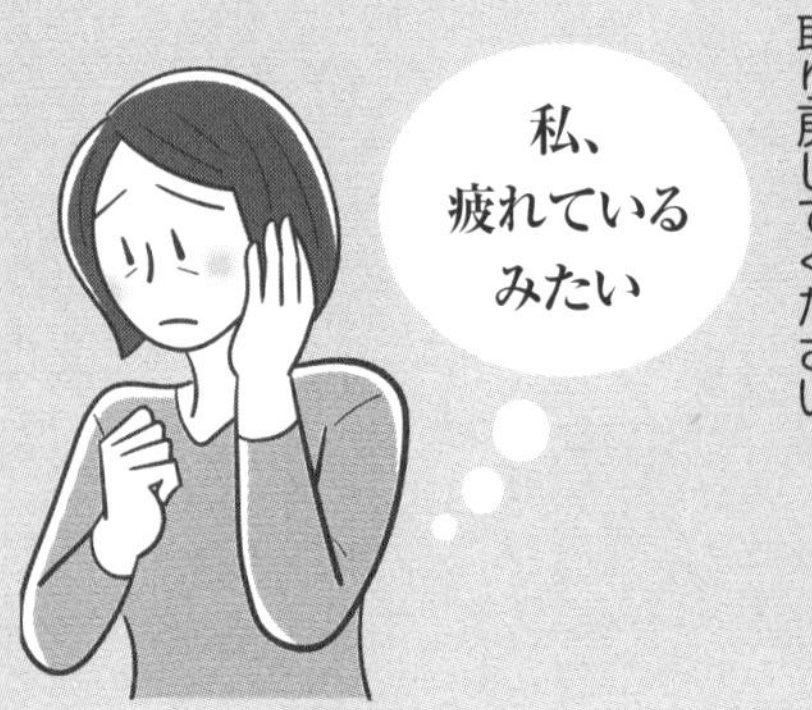

家族はすべてを背負わなくていい

家族はこれまで精いっぱい患者さんを支えてきたでしょう。しかし、無理をしていませんか。

家族がすべて背負っていては、倒れてしまいます。家族も仲間をつくり（→P82）、心のゆとりを取り戻してください。

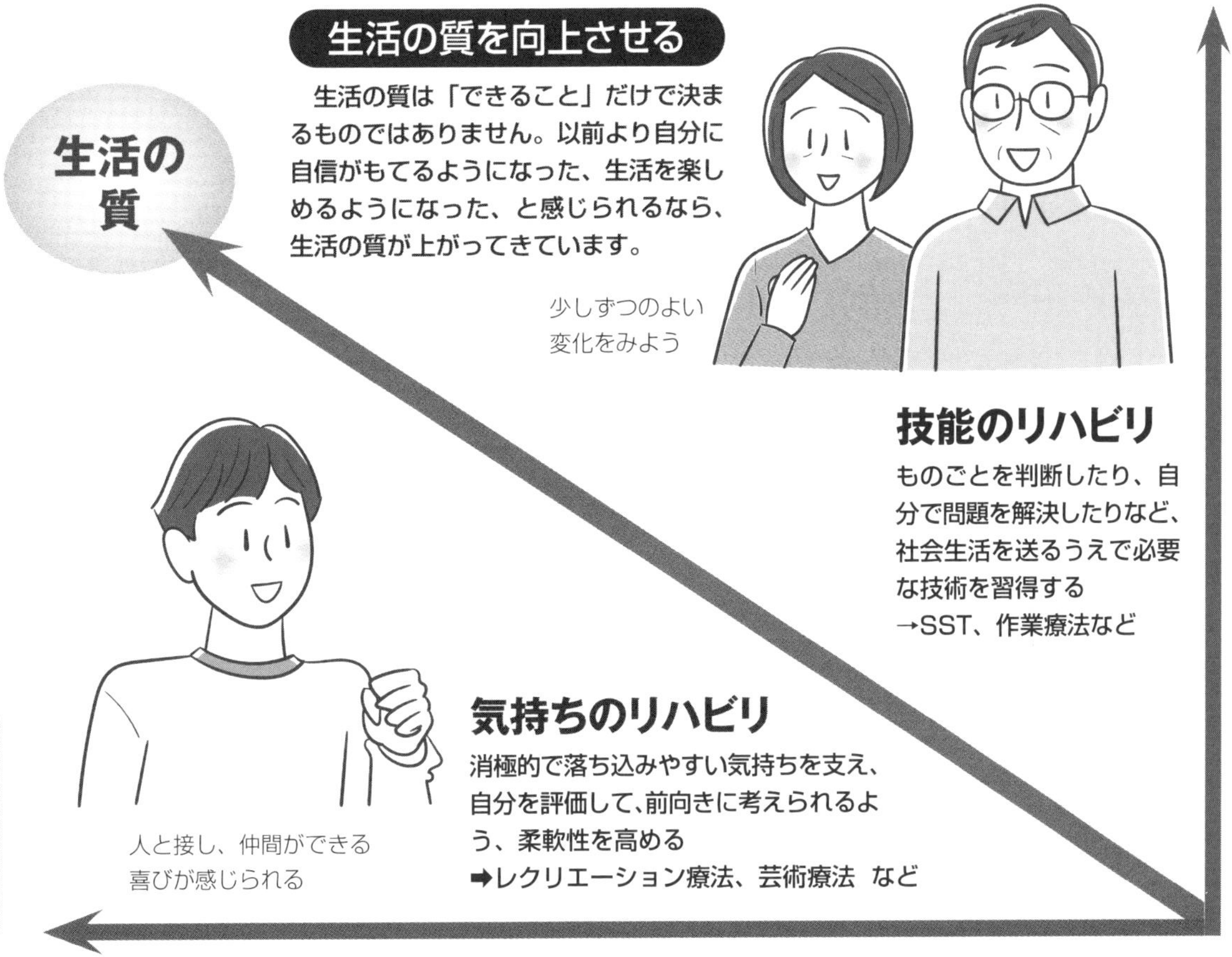
生活の質を向上させる
生活の質は「できること」だけで決まるものではありません。以前より自分に自信がもてるようになった、生活を楽しめるようになった、と感じられるなら、生活の質が上がってきています。
生活の質
少しずつのよい変化をみよう
技能のリハビリ
ものごとを判断したり、自分で問題を解決したりなど、社会生活を送るうえで必要な技術を習得する
→SST、作業療法など
気持ちのリハビリ
消極的で落ち込みやすい気持ちを支え、自分を評価して、前向きに考えられるよう、柔軟性を高める
➡レクリエーション療法、芸術療法　など
人と接し、仲間ができる喜びが感じられる

「できる」「できない」を問題にしない

患者さんがリハビリを始めると、家族は期待がふくらむでしょう。「できるようになってほしい」という気持ちが先立ち、つい「これくらいできるだろう」と思いがちです。しかし、それは本人へのプレッシャーになります。

リハビリは、必ずしも「できるようになるため」のものではありません。いちばんの目標は、それをすることで「気持ちよい」という感覚を味わえること。どんなことであれ、いやでいやでたまらないのに続けるのは、たいへんな苦痛でしょう。

リハビリは、生活や仕事、ひいては生きることが楽しいと感じられるようにするもの。いわば、縮こまった心を活性化させるためにおこなうのです。

あくまで練習ですから、楽しい、うれしいという気持ちを思い出しながら取り組み、続けられることが大切なのです。

リハビリの場

通えるか・通えないかを考えて選ぶ

家庭でのリハビリはスタートとして重要ですが、ともすると単調になるおそれがあります。少しできることがふえてきた、ほかの人との関係を広げたいと感じたら、仲間どうしでの支えあいのある福祉サービスのリハビリを利用することも考えましょう。

選び方

まず、リハビリをおこなう場に、患者さんが通えるかどうかを考えます。通える場合、たとえばデイケアなら、医療機関にあるデイケアルームか、公立のデイケアセンターかを検討します。住んでいる地域にどのような社会資源があるかを調べましょう。

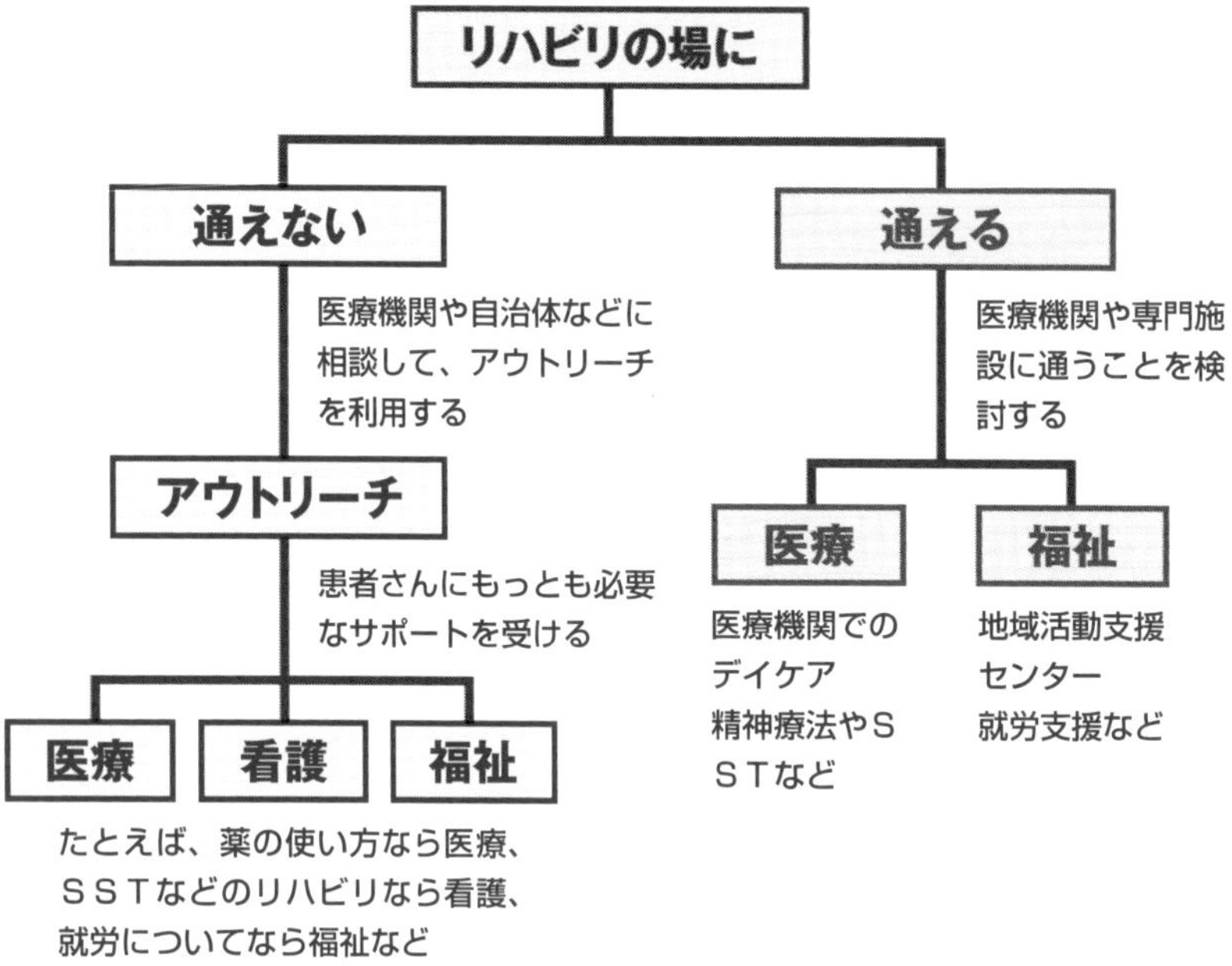

リハビリの場に
通えない
医療機関や自治体などに相談して、アウトリーチを利用する
アウトリーチ
患者さんにもっとも必要なサポートを受ける
医療
看護
福祉
たとえば、薬の使い方なら医療、ＳＳＴなどのリハビリなら看護、就労についてなら福祉など
通える
医療機関や専門施設に通うことを検討する
医療
医療機関でのデイケア
精神療法やＳＳＴなど
福祉
地域活動支援センター
就労支援など

本人に合うかどうかを大切に

リハビリにはいろいろな手法や場があります。精神療法は心のありようを話しあうので、自分を表現するリハビリともいえます。

選ぶときには、「楽しくおこなえるか」「気持ちよく過ごせるか」を重視します。ほとんどの施設は見学できますし、なかには体験利用できるところもあります。申し込む前にチェックしましょう。

外の施設に通えない場合でも、アウトリーチによる支援を利用すれば、自宅でリハビリを進めることができます。

どのような内容のものをどこで受けたいか、おおよその希望をまとめて、相談します（→Ｐ72）。

精神療法

医師と話すことや、臨床心理士などとのカウンセリングもリハビリのひとつです。話を聞いてもらったり、語りあうことで、安心感が得られ、人生について考えられるようになります。

- **本人、家族、医師や友人たちと対話をする「オープンダイアローグ」**
- **臨床心理士などと話して気持ちを整理する 「カウンセリング」**
- **病気についての困りごとなどを共に考える「心理教育」**
- **家族を対象にした「家族心理教育」**
- **ものごとのとらえ方を変える「認知行動療法」　　　　など**

デイケア

プログラムは医療機関や専門施設によってまちまちですが、ＳＳＴや作業療法は、多くの場所でおこなわれています。デイケアは、本人にとって、家以外で過ごす「居場所」にもなります。申し込む前にチェックしましょう。

- **会話やあいさつのしかたなど、社会的な生活の技能を練習する「ＳＳＴ（社会生活スキルトレーニング）」**
- **スポーツやゲームなどを通じて、楽しみながらコミュニケーション法を練習「レクリエーション療法」**
- **音楽や絵画などで心を豊かにする「芸術療法」**
- **グループで共同作業をおこなう「作業療法」　　　　など**

おもなリハビリ

リハビリには、医療が用意しているものと、福祉サービスとして受けられるものがあります。精神療法とデイケアはおもに医療機関、ピアサポート、就労支援（→P90）はおもに福祉サービスとして利用できます。

治療法の組み合わせが有効*

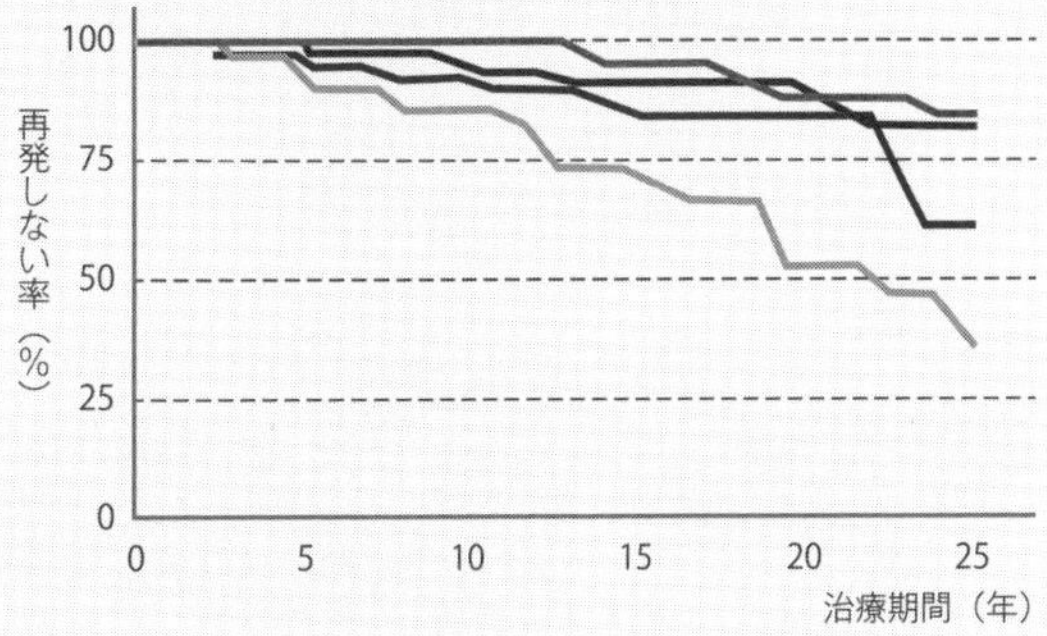

— 薬物＋家族心理教育＋SST
— 薬物＋家族心理教育
— 薬物＋SST
— 薬物のみ

複数の治療法を組み合わせるほど再発しない率が高くなる

ピアサポート

「ピア」とは「仲間」という意味です。同じ病気のある人と話をすることは、体験をわかちあうことになり、気持ちを楽にします。本人向けのグループと、家族向けのグループがあります。

探し方

医療機関によっては、紹介してもらえることもあります。また、下記のグループのホームページや、主催するイベントで、仲間に出会うことができます。

- 全国精神保健福祉会連合会（みんなねっと）
  https://seishinhoken.jp
- 地域精神保健福祉機構（コンボ）
  https://www.comhbo.net

＊Hogarty.G.E et al.:Archives of General Psychiatry,48.340-347,1991

利用のしかた

医療機関や公的機関の専門家に相談する

リハビリを利用しようとしても、地域にどのような施設があるのか、利用手続きはどのようにすればよいのかなど、わからないことはたくさんあるでしょう。そのようなときは、専門家に相談しましょう。

アドバイスがあったほうが心強い

リハビリの施設探し、手続きを自分たちだけでやるのはなかなかたいへんです。家族だけで悩まず、専門家と相談し、長期的な視野で計画を立てて進めましょう。

リハビリの相談窓口はたくさんあります。まずは、かかっている医療機関の精神保健福祉士か医師が最初に挙げられます。

地域の基幹となる相談支援センターもよいでしょう。地域活動支援センターは、障害者総合支援法に基づく機関で、精神保健福祉センターは精神保健福祉法に基づく機関です。業務内容は重なるところが多いので、まずは近場の相談機関に行ってみましょう。

まずは相談しよう

まずは医療機関などにいる精神保健福祉士に相談します。医療機関以外にも、地域の基幹となる相談支援センターに相談できます。体調やそのときの興味に合わせて徐々にステップアップしていきましょう。

医療機関

- 精神保健福祉士
- 担当医
- 看護スタッフ
- 医療相談スタッフ

独自のデイケアプログラムを立てるなど、リハビリに積極的に取り組んでいるところもあります。しかし、現段階では、対応は医療機関によってかなり異なります。

公的機関

- 地域の基幹となる相談支援センター（地域活動支援センター、精神保健福祉センターなど）
- 保健所

地域で利用できる施設の状況を把握できます。また、地域活動支援センターや保健所でデイケアをおこなっている場合もあります。

ここをチェック

- 作業内容、通所の手間はどのくらいか
- 費用、入所手続きの方法

施設そのものだけでなく、患者さんがひとりでも通えるかなども確認しておきたいポイント。また、デイケアは健康保険が適用され、自立支援医療制度も活用できます。

やってみよう

リハビリを始めると、知り合いができる、楽しい時間が過ごせるなどのメリットもありますが、通所の手間や緊張で、疲れやすくなります。ほどほどに休める時間をもてているかを、周囲の人も、患者さん自身も注意しましょう。

ここをチェック

- あせってむずかしい課題に取り組んでいないか
- 居心地よく過ごせるか

リハビリを始めるときには、目標を重視しすぎる傾向があります。自分が望んでいることの練習ができているか、楽しいと感じられているか、いま一度見直して。

合わないと感じたら

リハビリに慣れてきて、ほかの課題を経験したい、もう少しむずかしいことにチャレンジしたいというときには、施設のスタッフに相談してみましょう。ほかの施設に移ることを考える場合、下記のようなことも検討します。

ここをチェック

- どんな変化が見込めるか
- 内容は適しているか
- 信頼できるスタッフはいるか

別の施設に変わるときにも、事前に見学するほうが安心です。施設によっては、ほかの施設と連携しています。見学の手続きなども含めて相談しましょう。

精神保健福祉士とは

精神保健福祉士は、福祉の立場から、心の病気の患者さんを支える専門家で、国家資格をもちます。所属しているのは、精神科病院や精神科クリニックなどの医療機関、地域活動支援センター、精神保健福祉センター、保健所、デイケア施設、就労支援事業所、ハローワークなどです。

リハビリの場所選びや手続きだけでなく、就労、経済の問題、家族問題、住宅の確保など、生活上のあらゆる問題を相談できます。

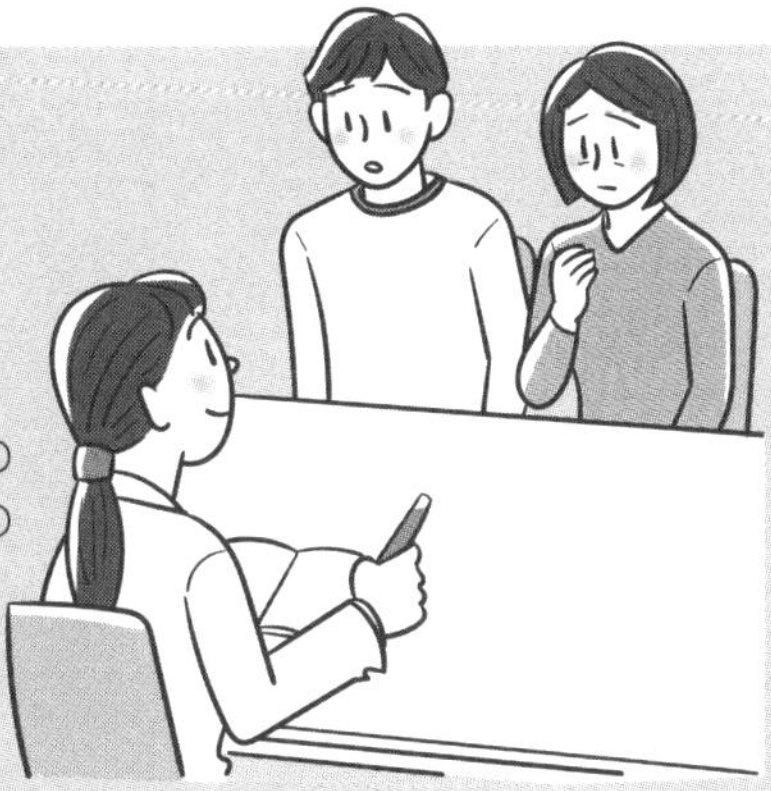

保険や年金の手続きなどの相談も

接し方の注意

回復には周囲の人のかかわり方が重要

私たちは生活のなかで、たくさんの人とかかわっています。人から励まされることもあれば、逆にいやな思いをすることもあります。じつは、こうした「人とのかかわり」が、再発のリスクを左右するのです。

感情表出（EE）と再発率

心配する気持ちや批判の気持ちが強いと、再発のリスクが高くなります。

患者さんに対する感情表出が高い（高ＥＥ）グループと感情表出が低い（低ＥＥ）グループに分け、退院後９ヵ月の再発率を調べた。高ＥＥは低ＥＥより再発率が高い。さらに、薬をきちんと続けていなかった場合は、どちらのグループでも再発しやすくなっていた

9ヵ月後の再発率26.5%

(n=72)

高EEと低EEのグループに分けると

- **低EE** グループ内の再発率 **8.1%**
- **高EE** グループ内の再発率 **45.7%**

薬の服用状況別にみると

- 低EE
  - **薬をきちんとのんでいた**グループでは**6.7%**が再発
  - **薬をきちんとのんでいなかった**グループでは**16.7%**が再発
- 高EE
  - **薬をきちんとのんでいた**グループでは**40.0%**が再発
  - **薬をきちんとのんでいなかった**グループでは**60.0%**が再発

（'95 伊藤、大島）

EEとは？

感情表出（Expressed Emotion）の頭文字で、患者さんに対する感情を尺度化したもの。さまざまな感情のうちでも、「批判的な気持ち」と、「心配する気持ち」が強すぎると再発のリスクが高くなることが明らかになったため、このグループを「高ＥＥグループ」という。逆に「低ＥＥ」は、本人との距離が適切に保たれている状態

家族の気持ちは必ず本人に伝わる

対人関係には「ほどよい距離感」があります。よかれと思って近くにいすぎることが、かえってストレスになることがあるのです。

統合失調症の場合、周囲の人が気をつけなければならないポイントは二つ。一つは患者さんに批判的な接し方。もう一つは、あまりにもかばいすぎる接し方です。

どちらも、「よくなってほしい」という気持ちが根底にあるのですが、期待するあまり批判的になったり、心配のあまり過干渉になったりしてしまうのです。

本人のストレスをなくすには、周囲の人が気持ちを切り替えることも必要です。

「しすぎ」の気持ちは患者さんのストレスになる

期待しすぎは批判・敵意などの感情と結びつきやすく、心配しすぎは患者さんに気持ちの負担を生じさせかねません。

期待しすぎ

「私がこんなにがんばっているのに、なぜわかってくれないのだろう」

自分を犠牲にしているという感覚が強くなると、無意識のうちに、相手に「理解してほしい」と願う気持ちが強くなることも。

「怠け者になった」

「やればできるはず」という気持ちから、本人のことをこう思う人もいます。休息と睡眠を必要としている人を追いつめてしまいます。

「努力していない」「根性がない」

集中力が続かない、すぐに疲れてしまうなどの病気の症状は、気のもちようだけではいかんともしがたいものです。

「性格が悪くなった」

本人は思考をまとめることが苦手なため、ときに移り気で一貫性がないと感じられることも。

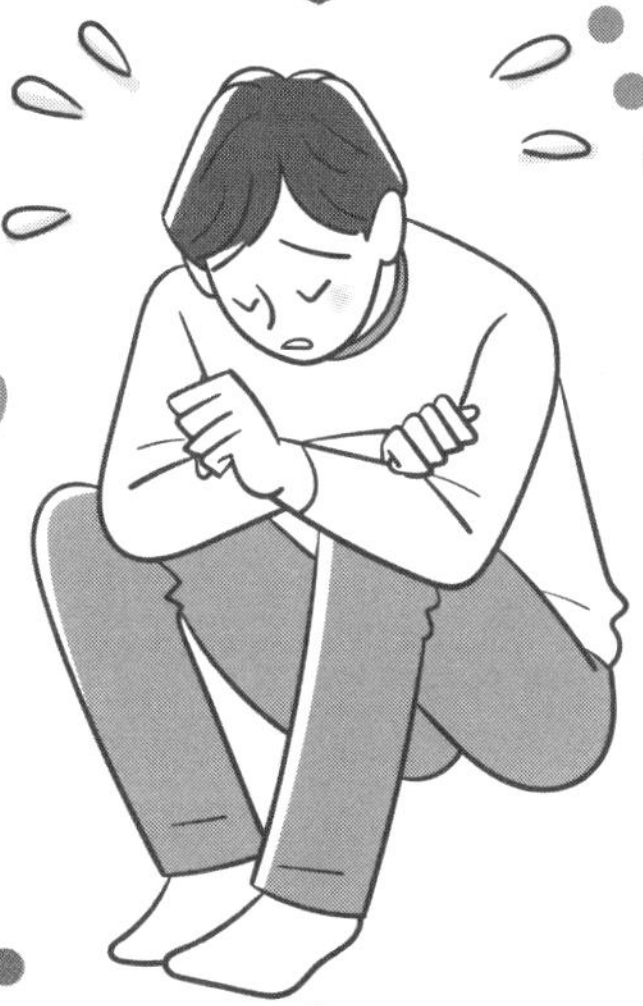

心配しすぎ

「この人はダメなのだから、私ががんばらなくては」

守る気持ちからであっても、本人に「頼りにされていない」「一人前とみなされていない」と感じさせます。

「病気は私の接し方、育て方が悪かったせいだ」

相手に一方的に負い目を感じていると、よい関係を築くことはむずかしくなってしまいます。

接し方のポイント

周囲の人は自分のペースを保つことが大切

患者さんと適度な距離を保つ、といわれても、実際にはどうすればよいのか、戸惑う人も多いでしょう。まず、自分自身の生活を第一に考えることを心がけましょう。おのずと気持ちにゆとりが生まれます。

心配しすぎの悪循環を断ち切る

家族の不安な気持ちが伝わると、本人も不安になって症状も安定しなくなるという悪循環が生まれます。

病気を正しく理解し対処法を知っておく、自分の気持ちを整理する。こうしたことが心配しすぎを防ぎます。

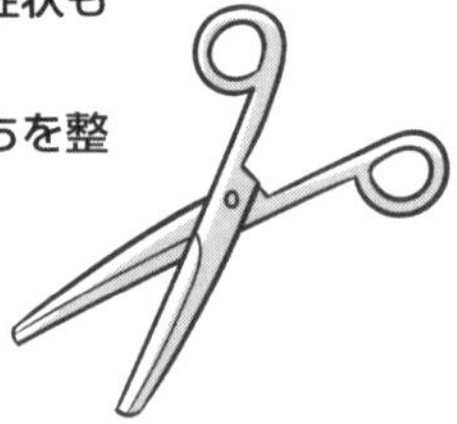

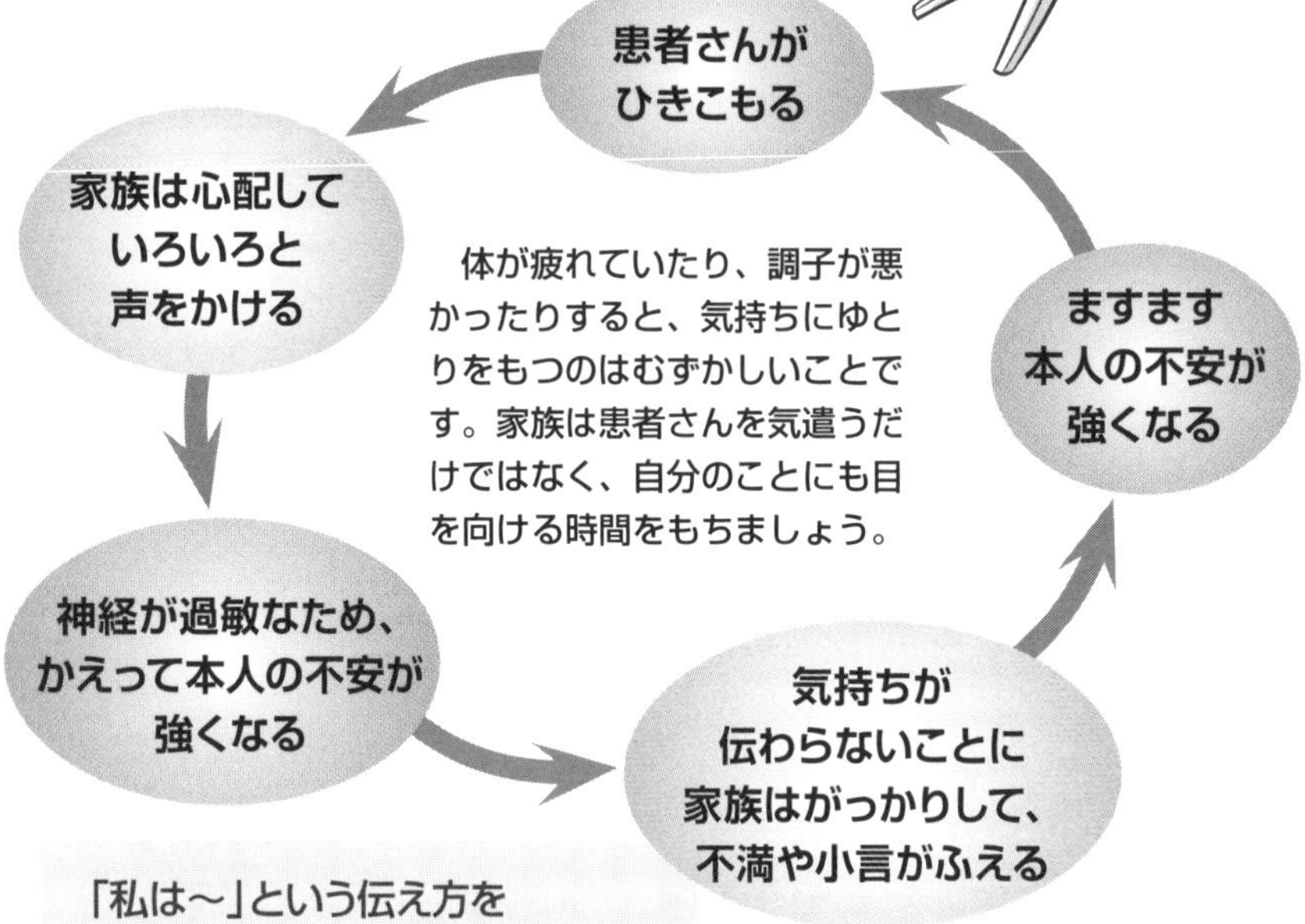

患者さんがひきこもる
家族は心配していろいろと声をかける
神経が過敏なため、かえって本人の不安が強くなる
気持ちが伝わらないことに家族はがっかりして、不満や小言がふえる
ますます本人の不安が強くなる

体が疲れていたり、調子が悪かったりすると、気持ちにゆとりをもつのはむずかしいことです。家族は患者さんを気遣うだけではなく、自分のことにも目を向ける時間をもちましょう。

「私は～」という伝え方を

「どうしてできないの」と言わず、「あなたが何もしないでいると私はつらい」「あなたが手伝ってくれると私はうれしい」と自分を主語にして具体的に伝えて。おのずと相手を責める言葉は減り、お互いが冷静に考えられるようになる

自分のストレスを減らす

患者さんを心配する、回復を期待する気持ちは、治療のためにもとても大切です。しかし、「しすぎ」となると、かえってマイナスの影響も出てきます。

家族は、必要以上に尽くすべきではありません。友人に会ったり、趣味に時間を使ったりなど、自分の時間を楽しんでよいのです。自分の気持ちに余裕があればこそ、ほかの人にも余裕をもって接することができるのです。

家族は自分の生活を大切にする

誰か一人に負担がかたよってはいけません。たとえば交代で留守番をするなど、家族全員が徐々に自分のペースをとり戻すのが理想的です。

友人　家族会（→P82）などを通じて知り合いをつくる家族もいる

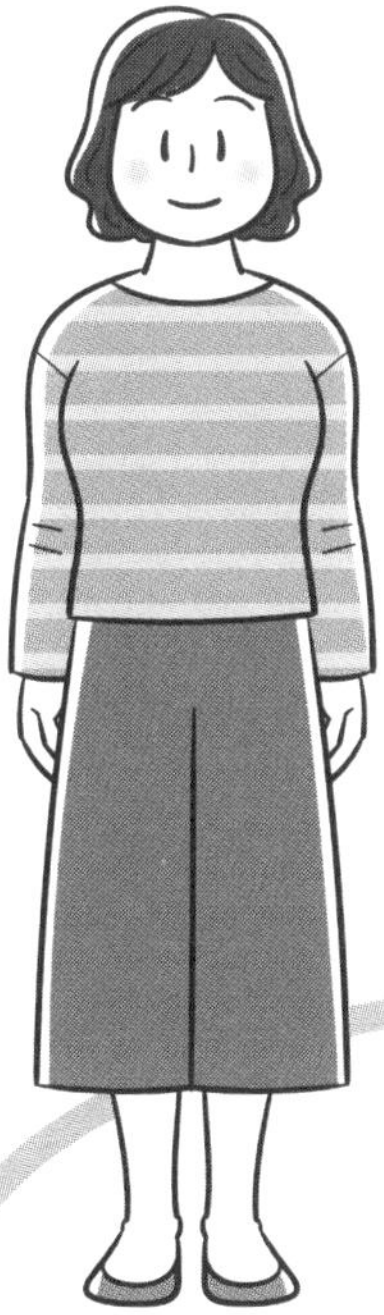

（→P82）

家族

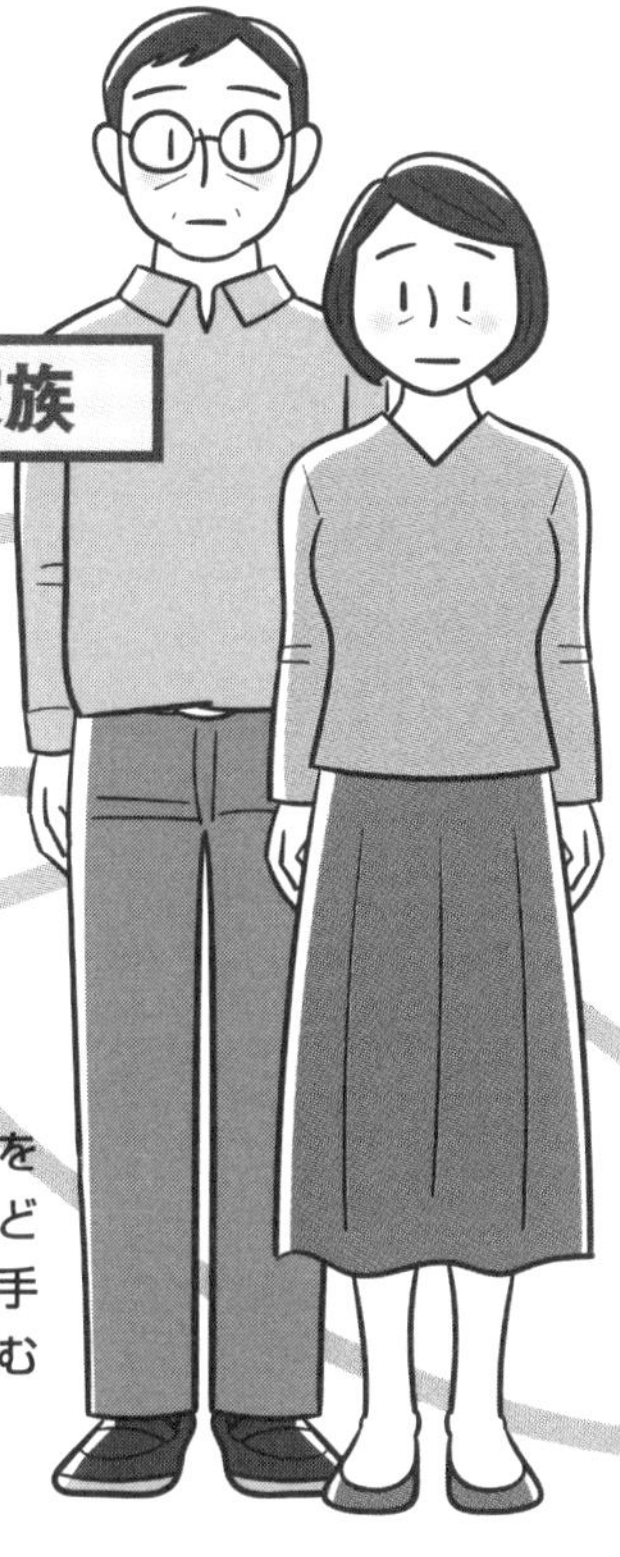

患者さん

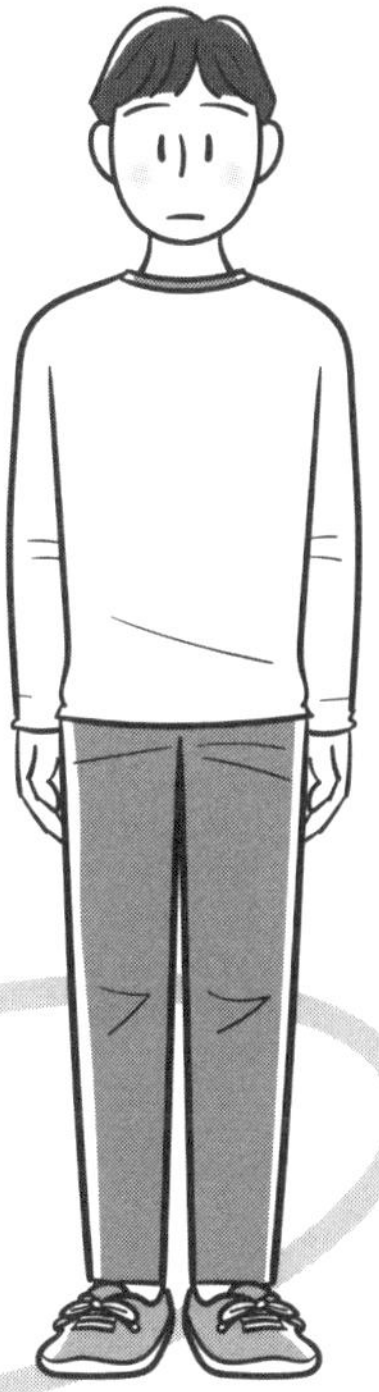

❶ ふだんどおりの生活を続ける

患者さんの面倒をみなければと、仕事をやめたり趣味をあきらめたりするのは、なるべく避けましょう。

❷ ひと息入れる場をもつ

趣味など、自分のために使う時間を。

❸ ルールは簡潔につくる

患者さんにしてほしいことは、手順を明確に、わかりやすい言葉で伝えます。

❹ 相談相手をもつ

家族以外に、自分の気持ちを話せる相手をもちましょう。どんなに仲がよくても、話す相手が家族だけでは、気分転換はむずかしいものです。

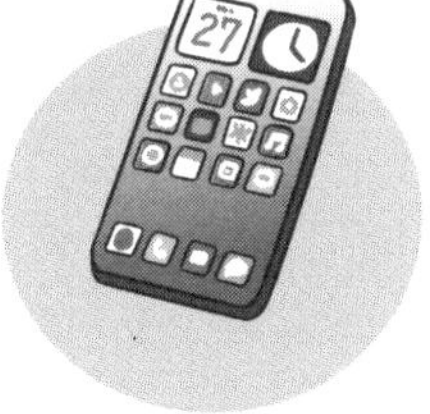

❺ できないことにこだわらない

できなければ、その点は目をつぶって。仕方がないとあきらめることも必要です。

❻ 正しい情報を得る

病気についてきちんと理解しておけば、無用ないらだちや不安を防げます。

再発を防ぐ

不眠や疲労感、不安感などがサイン

再発は、できるだけ避けたいものです。強い症状が現れる前には、なんらかのサインがありますから、それを見逃さずに、少し休みをとったり、薬をふやしたりして、上手に対処していきましょう。

神経質になりすぎず、でも、見過ごさないで

病状には波がつきものですが、強いストレスにさらされたり薬を急に中断したりすると、眠れなくなり、不安感や恐怖感が強くなって、幻聴が聞こえたり感情の起伏が激しくなったりなどの急性期の症状がぶり返すことがあります。これを「再発」とよびます。

再発が生じると、それまでの生活が困難になるので、本人も自信を失いがちです。

再発にも必ず前触れ（→P34）のサインがあります。「おかしいな」と感じたときには早めに医師などに相談しましょう。早めの対処で、急性期に陥らずにのりこえられることもあるのです。

周囲の人が気づくサイン

特に、患者さんをとり巻く環境が大きく変わったときには、本人の体調、気持ちの変化に気を配りましょう。

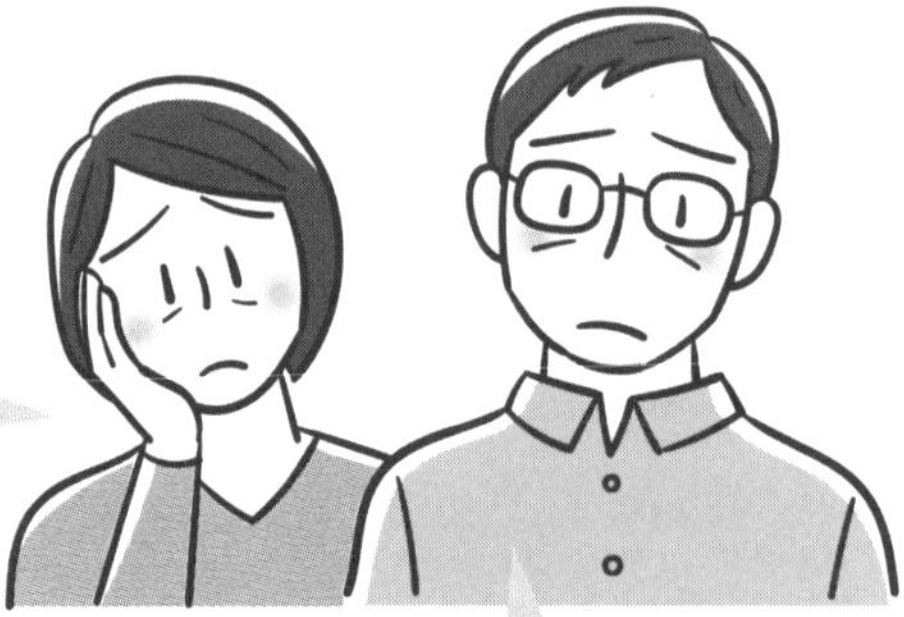

こんなことがなかった？

- 職場が変わった
- いやな体験をした
- 動揺するような不意のできごとがあった

落ち込んでいる？

- ぼんやりしている
- 注意散漫になった

神経が疲れてくると、活発さが薄れます。

イライラしている？

- 受け答えがつっけんどんになる
- けんか腰だ
- 仲がよかった人とけんかをするようになった

今までうまくいっていた人間関係がこじれるようになるのは、少し神経が過敏になっているためかもしれません。

自分で気づくサイン

かつての急性期の感覚を覚えている人は、そのときと似た感覚がよみがえってきて、変化を感じとることができます。

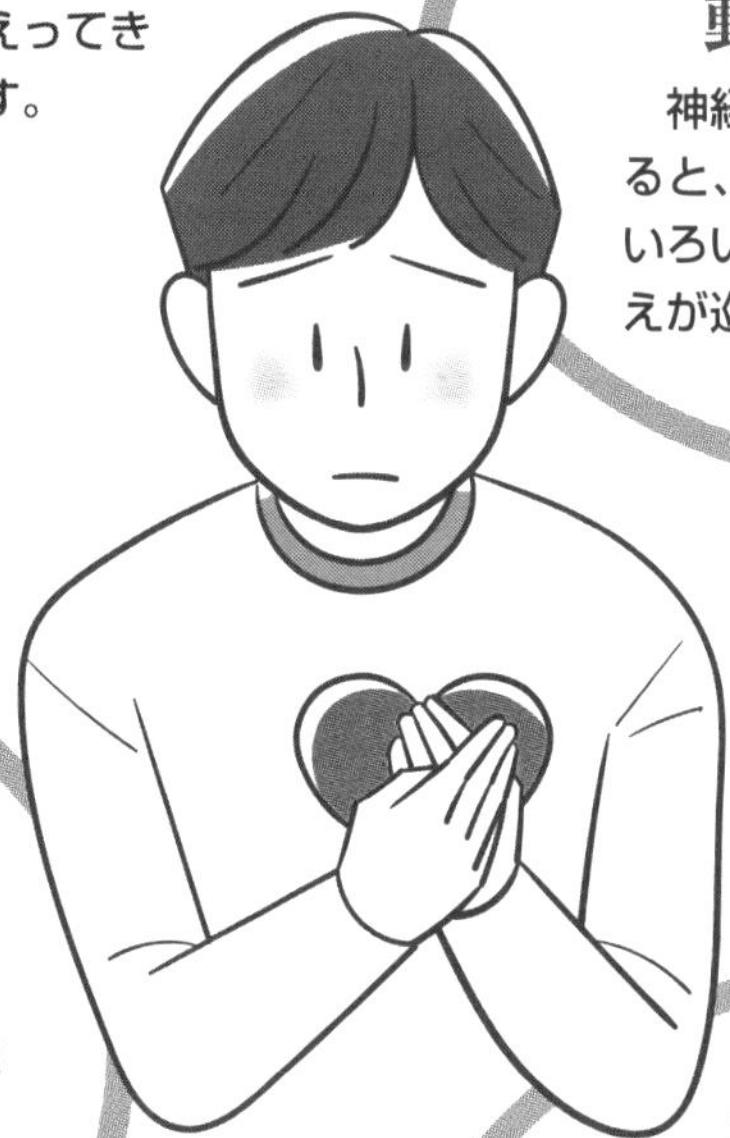

頭の中で考えがごしゃごしゃと動くようになった

神経が興奮し、過敏になってくると、自分の意思とは関係なく、いろいろなことが頭に浮かび、考えが巡るようになってきます。

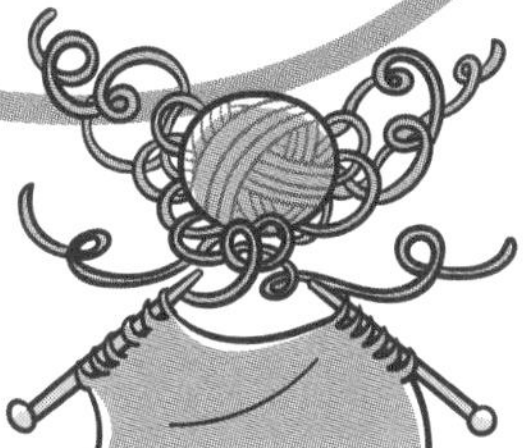

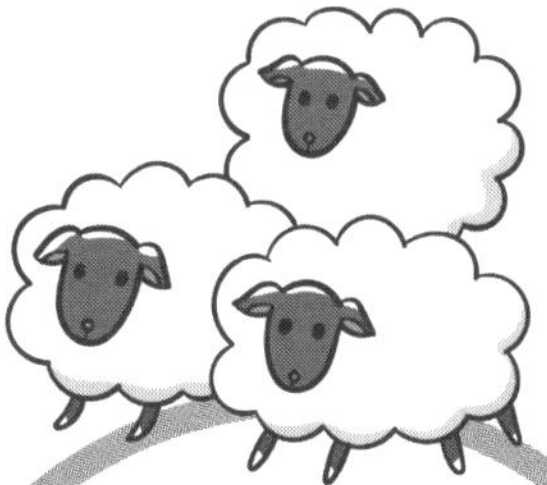

不眠がちになった

心の不調のサインとして、もっともよくみられます。寝つきが悪い、よく目が覚める、寝た気がしないなど、現れ方はさまざまです。

あせりが強くなった

ほどほどでよい、という感覚がなくなり、何が何でもやらなければと思い込んだり、無理を通そうとしたりします。考え方にも行動にも、余裕がなくなります。

早めに相談する

サインに気づいたら、すみやかに相談を。くわしく話すことで不安感をとり除いたり、薬の量をふやしたりして、症状をコントロールします。

- ●話し合うことで不安感をとり除く
- ●薬の量や種類を調節する
- ●休みのとり方、生活のペースなどについてのアドバイスを受ける

〈相談先〉

◆医師　◆医療機関のスタッフ（看護師、保健師、作業療法士、薬剤師など）

◆精神保健福祉士、相談支援専門員　◆訪問看護のスタッフ　◆ピアサポート

自殺に注意する

気分の落ち込みが長引くときは要注意

つらい内容の幻覚が続くときや、気持ちがひどく落ち込んでいる時期には、自殺の危険があります。周囲の人は、患者さんに「死んでもらいたくない」とはっきり伝え、早め早めに医師などに相談することが大切です。

けっしてひとりで抱え込ませない

残念ながら、統合失調症の人は、そうでない人に比べて自殺の危険が高いのです。自殺が多いのは、皆から見捨てられたと感じたときや、将来への希望を失ったときなどです。

あまりにも落ち込んでいるときには、周囲の人は「どうしたの」などと声をかけ、気持ちに寄り添って話を聞くようにしてください。本人は、答えを求めているのではないのです。

そして、医師などにも相談します。本人が、たくさんの人が自分のことを気にかけていると感じられることが、自殺を思いとどまらせる力となるのです。

周囲の人は声をかける

自殺は理詰めで防げるものではありません。つらい気持ちを言葉にできるように、「なんでも話して」などと声をかけ、ただ話を聞いてください。

こんなサインに注意する

- 「死にたい」「死んだら楽になるのに」などと死について口にする
- 高いところへ行ったり、手首を切ったり、自殺をうかがわせる行動をとる
- 以前より落ち込みのひどい状態が続く

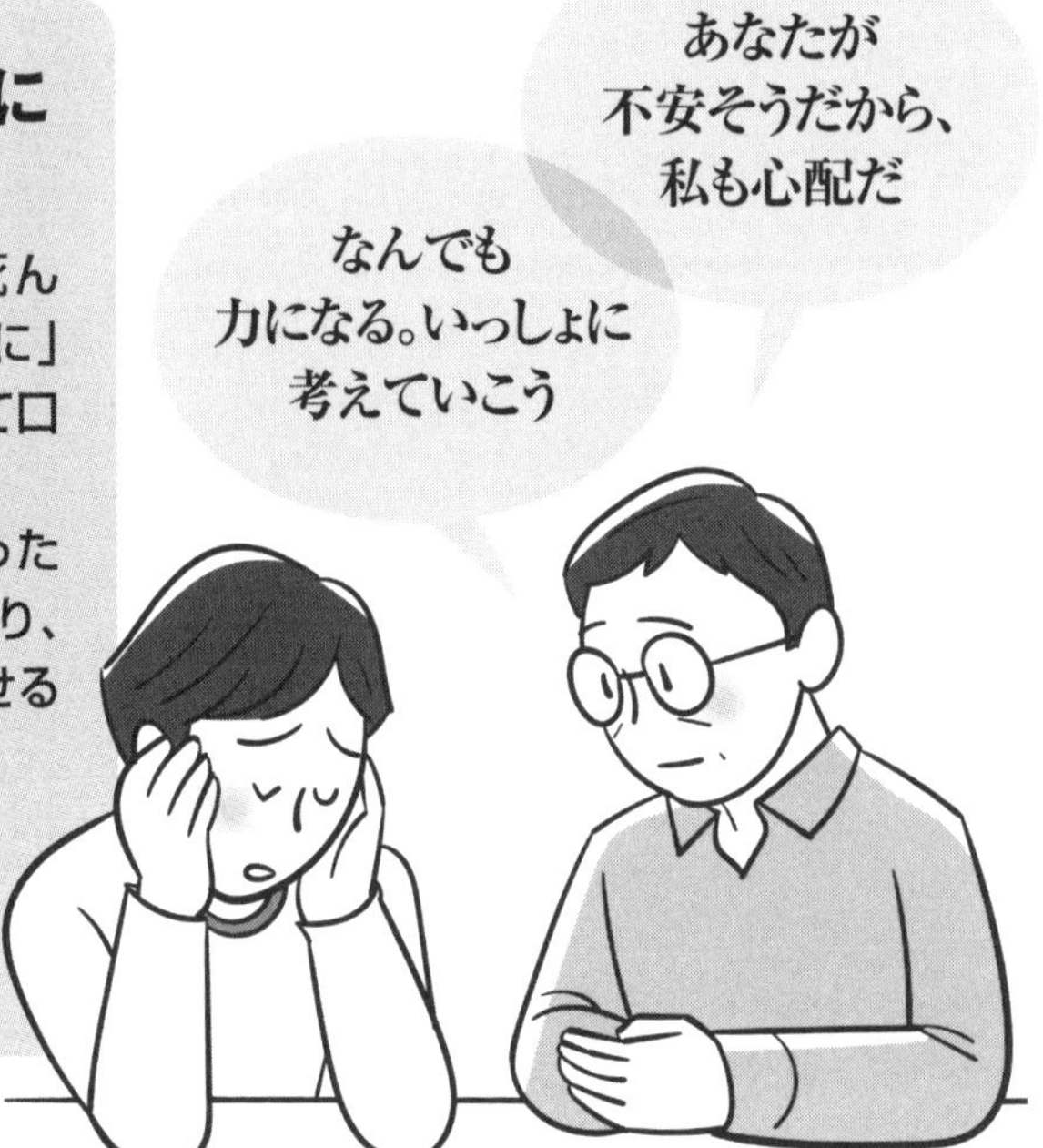
あなたが不安そうだから、私も心配だ
なんでも力になる。いっしょに考えていこう

サポートを求める

家族から「自殺の危険がありそうだ」と伝えられていれば、医師や看護師なども、本人に自殺を思いとどまらせるよう働きかけることができます。

対応法をアドバイスしてもらう

声かけのしかたや、話の聞き方などについてアドバイスしてもらう。いざというときの連絡方法を確認しておく

薬の量や内容を調節してもらう

症状を和らげるよう薬をふやしたり、不安を和らげる働きのある薬を追加したりする

自殺の話を避けない

腫れ物に触るように自殺の話を避けるのではなく、本人の気持ちに寄り添いながら、話をします。そのとき、「自殺はしてはいけないものだ」などと理詰めで話すのではなく、悩みを聞きながら率直な気持ちを伝えるようにします。

なにがあなたを追い詰めているのか、教えて

苦しみについて、よかったら教えて

あなたが死んだら私はつらい

みんながいっしょに考えてくれている。生きていこう

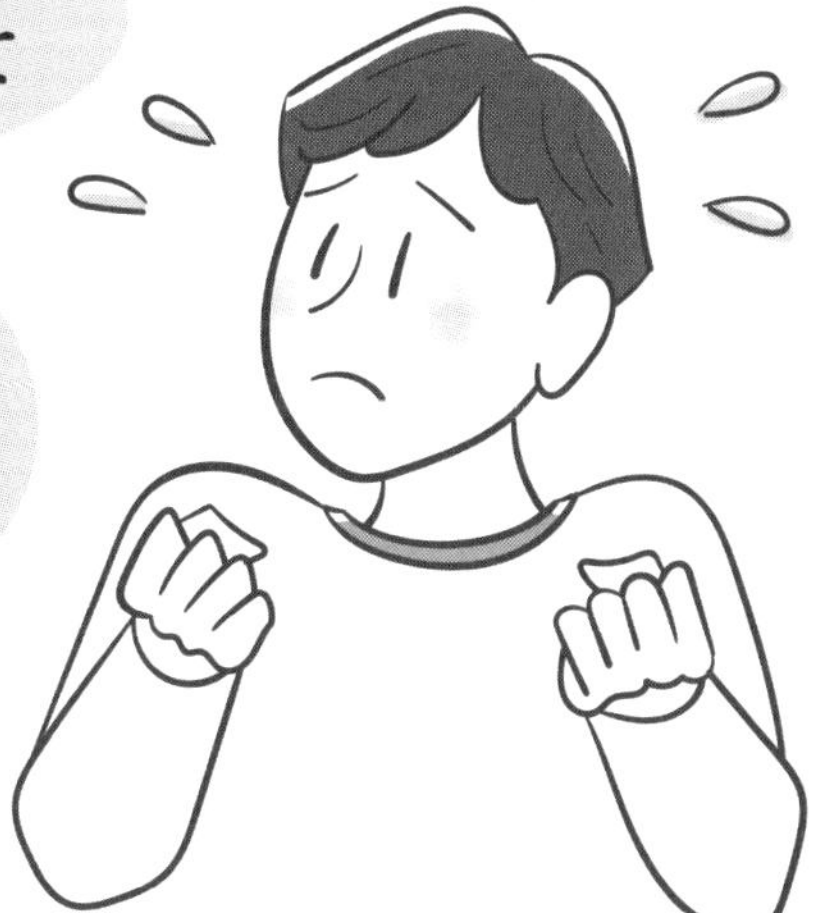

ひとりぼっちではないと感じたときに「死にたい」気持ちは和らいでいく

危険時の相談先

- 主治医に対応可能か確認
- 在宅療養支援診療所は24時間対応
- 精神科救急医療機関案内窓口（厚生労働省）
https://www.mhlw.go.jp/kokoro/support/ercenter.html

相談コーナー

相談相手をふやしたい

聞きたいことがあるのですが、医師は忙しそうで言い出せません。同じ悩みを抱える人と話したり、アドバイスを受けたりできれば……

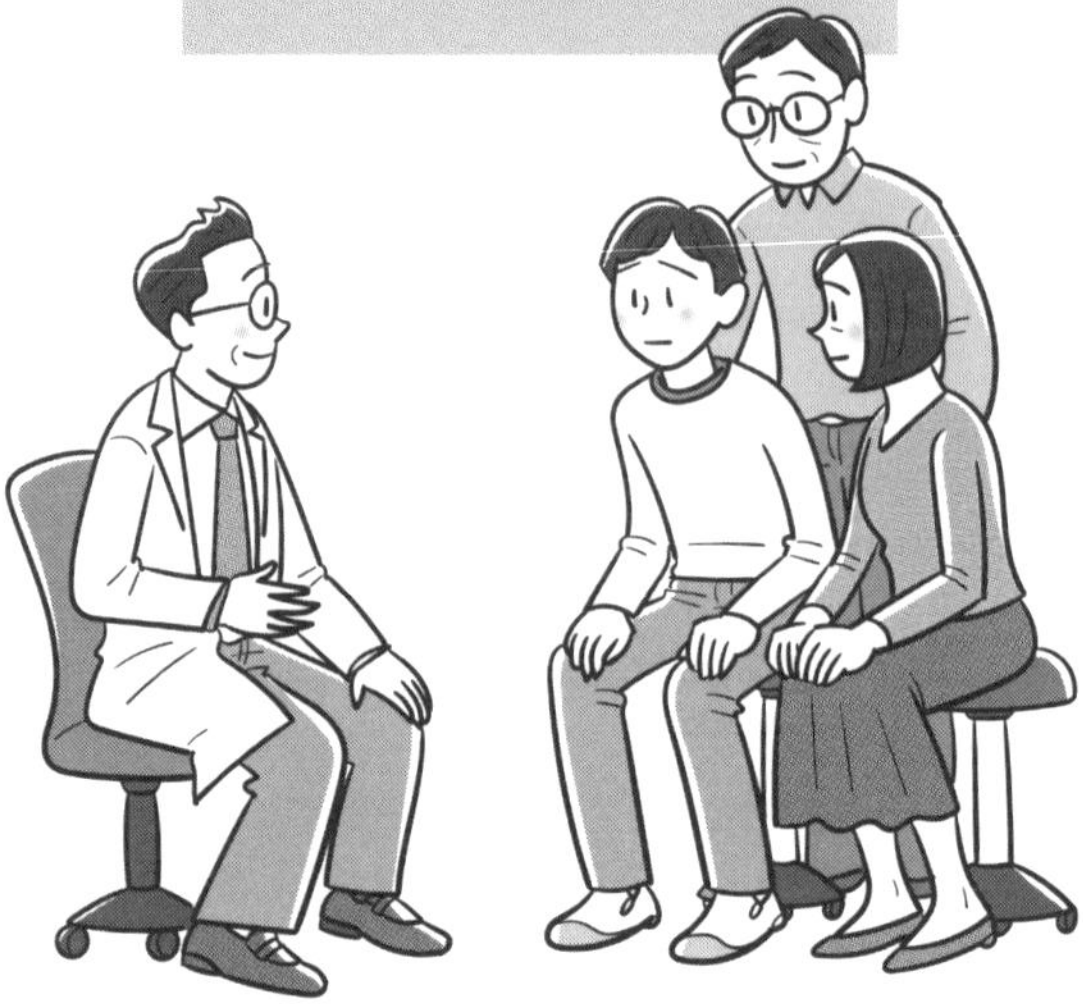

医師へのアプローチは、徐々に、小出しにしてみては。家族会や家族教室なども積極的に利用しましょう。

医師が忙しそうで気が引けるというのは、家族会によせられる相談のなかでも、トップ3に入るぐらい多いもの。決定的な対処法はありませんが、質問したいときには前もって「次に来たときに、質問したいことがあるので時間をとってほしい」と伝え、質問項目を準備しておくなど、できるだけ手短にすませる工夫をしておくと、医師も対応しやすくなります。また、薬のことは薬剤師にも相談できますし、保健所や精神保健福祉センター、地域活動支援センターなどの相談機関もどんどん活用しましょう。

これらの機関では、病気について正しく理解し、患者さんへの対応法などを学ぶ「家族教室」を開催しているところもあります。「家族会」は全国に一〇〇〇ヵ所以上あります。こうした活動を通じて知り合いをふやし、相談しあう相手ができると、治療のことだけでなく、不安な気持ち、ちょっとした心配事も解消でき、生活の質は大幅にアップします。

家族会の探し方

相談機関に尋ねるか、全国精神保健福祉会連合会（みんなねっと）のホームページから情報を得られる

●みんなねっと　https://seishinhoken.jp

5
この先どうなる？地域で暮らすために

この先、生活上の問題や
経済的な問題が生じても、
福祉サービスを上手に利用すれば、
地域で暮らしていくことは可能です。
病気をコントロールしながら、
社会に居場所をつくり、
安心できる仲間をつくり、
よりよい人生を歩んでいきましょう。

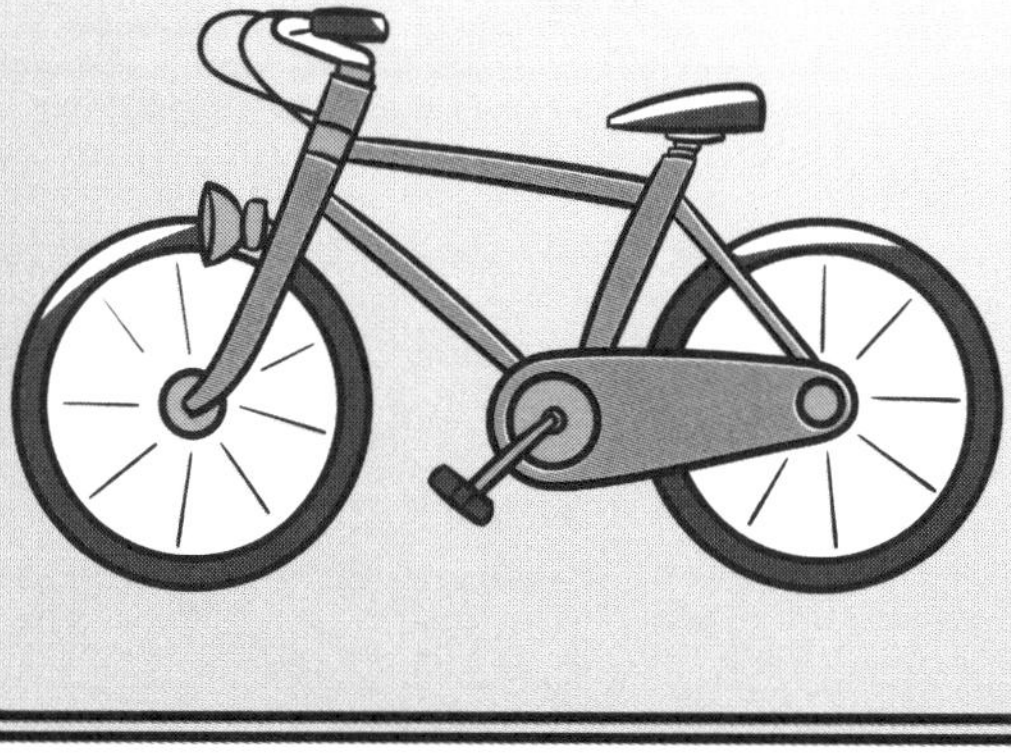

知ってておきたい

ほとんどの人は病気をコントロールしている

統合失調症があっても、病気をコントロールすることは可能です。多くの患者さんが、ひとりの人間として、リカバリーの旅を続けながら生きています。まずは、病気に対する偏見をなくしましょう。

Q 統合失調症は、危険な病気である

いいえ

はい

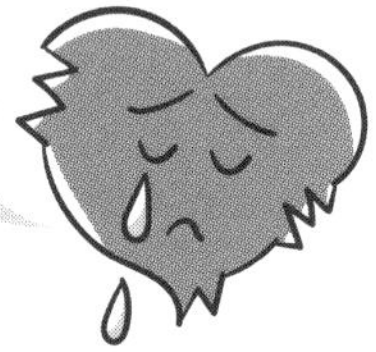

正解です

統合失調症でも、ほかの人と変わりありません

薬で症状がコントロールしやすくなり、さらにリハビリの場が広がったことから、社会復帰する人がふえています。また、対人関係にぎこちなさが残るなどの障害があっても、地域で生活できる取り組みも始まっています。

適切な治療と周囲の理解によって、病気があっても「自分らしく」生活できるのです。

誤解です

患者さん自身もいまだに病気に対して偏見をもっている

統合失調症への理解は進んだとはいえ、偏見はいまだに残っています。そして、それと同じくらい、もしくはそれ以上に重大な問題は、患者さん自身が自分のことを危険だとみなしていること。

自分を正しく評価できないままでは、リカバリーの旅を続けるためのエネルギーを損ない、生活の質を低下させてしまいます。

●統合失調症ではない人が「はい」と答えた割合 ………73.5%

●統合失調症の人が「はい」と答えた割合 ………72.7%

『統合失調症の疑問に答える本』より

◆5年後の病状

統合失調症を発症した人の、その後を長期にわたって生活を調べた研究はいくつかあります。近年は、統合失調症スペクトラムというとらえ方になり、長期の調査がむずかしくなっていますが、右記の調査では、半数以上の人が、良好な状態を保っていることがわかります。

（小川一夫ら:多地域・多施設共同研究による統合失調症の前方視的追跡研究。413例。日社精医会誌12:13-31、2003年）

〈入院〉
9.3%

〈社会不適応〉
4.3%
家庭ですごすことは可能

〈家庭内適応〉
19.3%
周囲のサポートが必要
簡単な作業ならできる

〈半自立〉
21.6%
ほぼ安定した生活ができる
家庭生活に支障はない。仕事では周囲のサポートを要するときもある

〈自立〉
45.6%
安定した生活ができる
新たな生活を見出している

◆そのほかの調査から

① 発症してから15年後

40%以上の人が直近２年間に発症していない
そのうち16%は、もはやなにも治療をうけていない
（WHO:International Study of Schizophrenia 18か国1633人調査。2001年）

② 発症してから20年後

50%前後の人が良好な状態
（小川一夫: 精神科臨床Legato. 2016, 2(2), 66-71）

③ 発症してから15年間

累積して41%の人がリカバリーの状態を経験している
（chicago followup study 274人調査。2005、2007、2012年）

④ 発症してから2年後

35%の人が、抗精神病薬をのんでいない（治療中ではあるが薬の処方がない、すでに治療が必要ない）
（chicago followup study 274人調査。2005、2007、2012年）

発症後の経過に影響すること

可能なかぎり地域社会のなかで支える包括的なリハビリを受けた人たちは、社会的機能が回復しています。早くから薬物療法とリハビリをていねいにおこなうことで回復が進み、本人は「患者の役割」から自由になれるのです。

これからの目標

発症前に戻るのではなく、今を大切に生きる

症状が軽くなり、回復してくると、もとの生活に戻ることを目標にする人もいます。ただ、それはおすすめできません。もとの生活がストレスフルだったからこそ、発症したのですから。むしろ、今の生活を大切にして、よりよき人生をおくることを考えましょう。

安心感をふやせることは何だろう

回復するまでの間に、多くの患者さんは病気とのつき合い方がわかってきます。症状が残っていても、薬や休養のとり方などで病気をコントロールしながら、日常生活を送れるようになってきます。

これからどうやって生きていくか——それを考えるのは本人です。もとの生活に戻るのではなく、今をみつめましょう。今できること、やりたいことは何でしょうか。安心感をふやせることは何かを考えましょう。病気になっても、人生を失うわけではないのです。病気を経験したことによって、失ったものもあるでしょうが、得たものもきっとあるはずです。

今、注意したいこと

これからのことを考えるうえで、つい陥りがちな思考があります。発症前の生活を思い出し、「あのころならできたはず」と、目標を高く設定しないよう、注意しましょう。

●過去を美化しない

以前は元気に生活していた……などと、もとの生活を美化するのはやめましょう。ストレスフルだった部分をみないようにしているだけかもしれません。

●数字をみない

どこまで達成できたかを数字でみると、「もっとやらないと」と無理をしがちです。こだわりすぎず、ほどほどでよしとすることも必要です。

●孤立しない

社会復帰をするころには、患者さんは不安感が強くなることがあります。孤立は病気を悪化させます。仲間とのつながり、家族や支援者とのつながりを大切にしましょう。

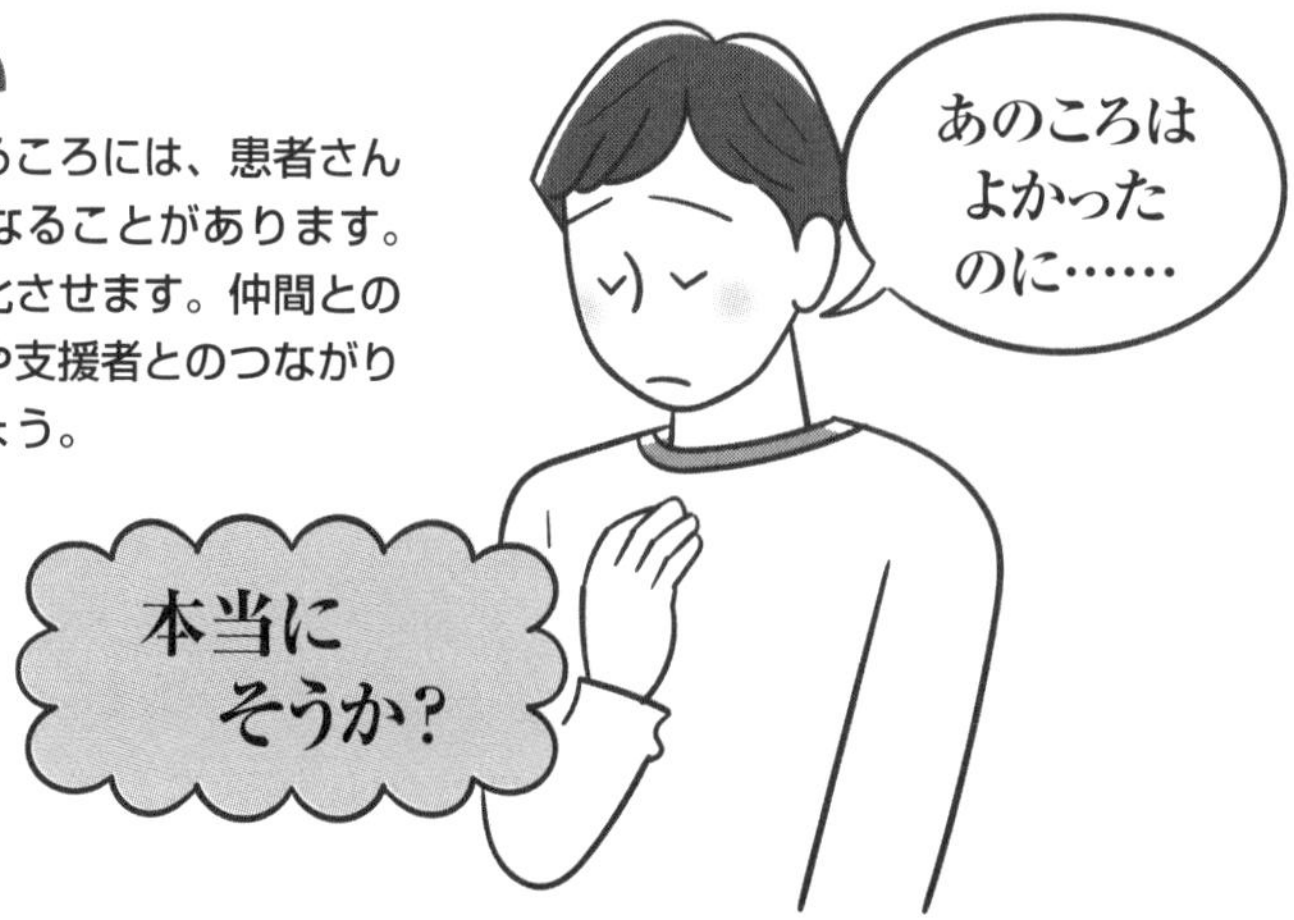

つながりをつくろう・保とう

人とのつながりはリカバリーの力になります。仲間をつくりましょう。また、これまでつきあってきた人、病気になってから知り合った人などとのつながりを保ちましょう。

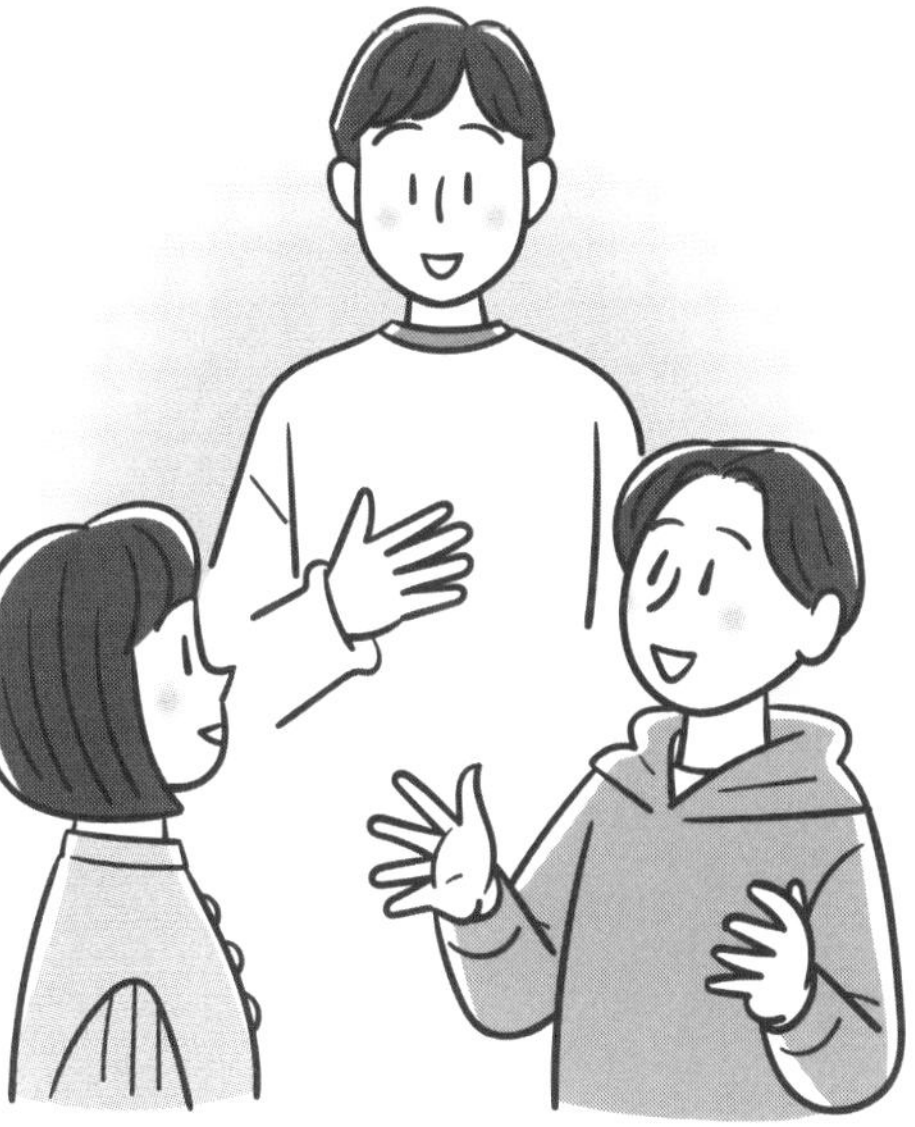

友人と

昔からの友だちと久しぶりに会ってもいい。親しい人がそばにいてくれるだけで安心できる

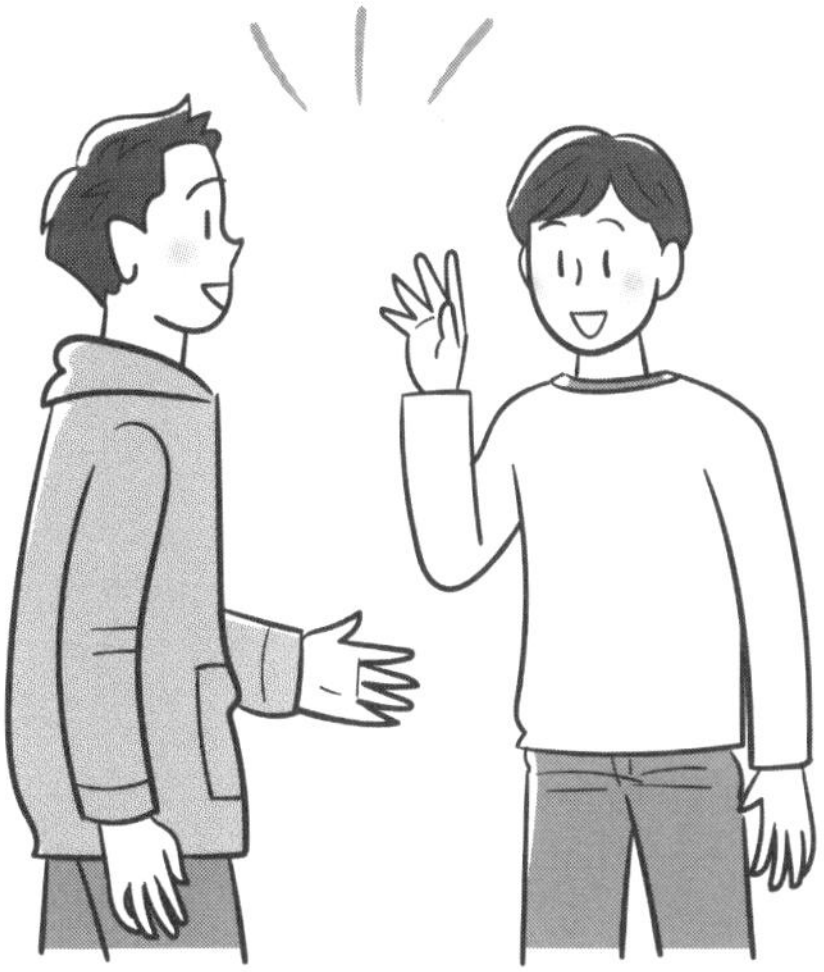

ピアサポートで

ピアサポートなどで知り合った仲間はいないだろうか。同じ病気を抱える仲間となら、悩みは話せるし、経験談を参考にできる

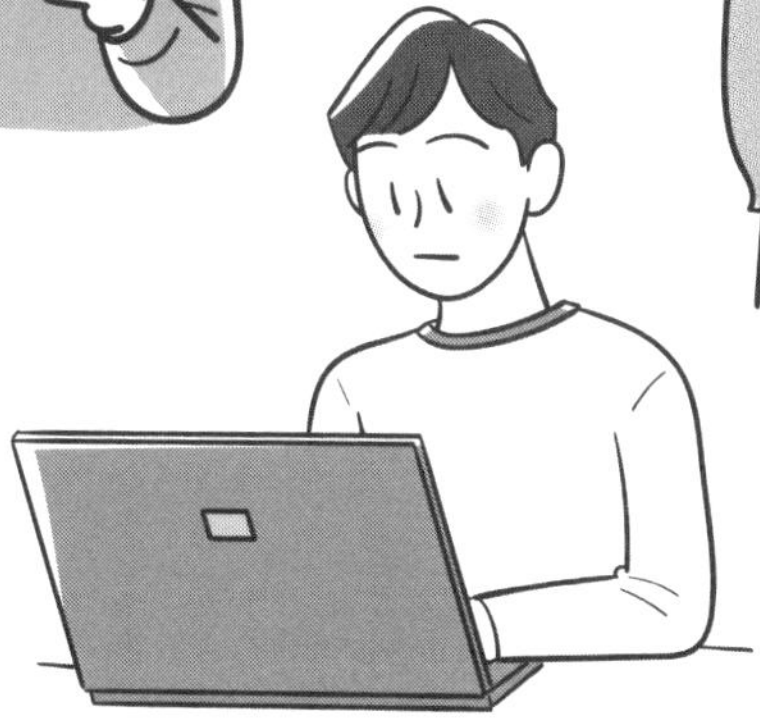

SNSで

趣味や興味が共通する仲間をつくるのもいい。SNSで、そういったグループをみつけて参加することは、社会参加のきっかけにもなる

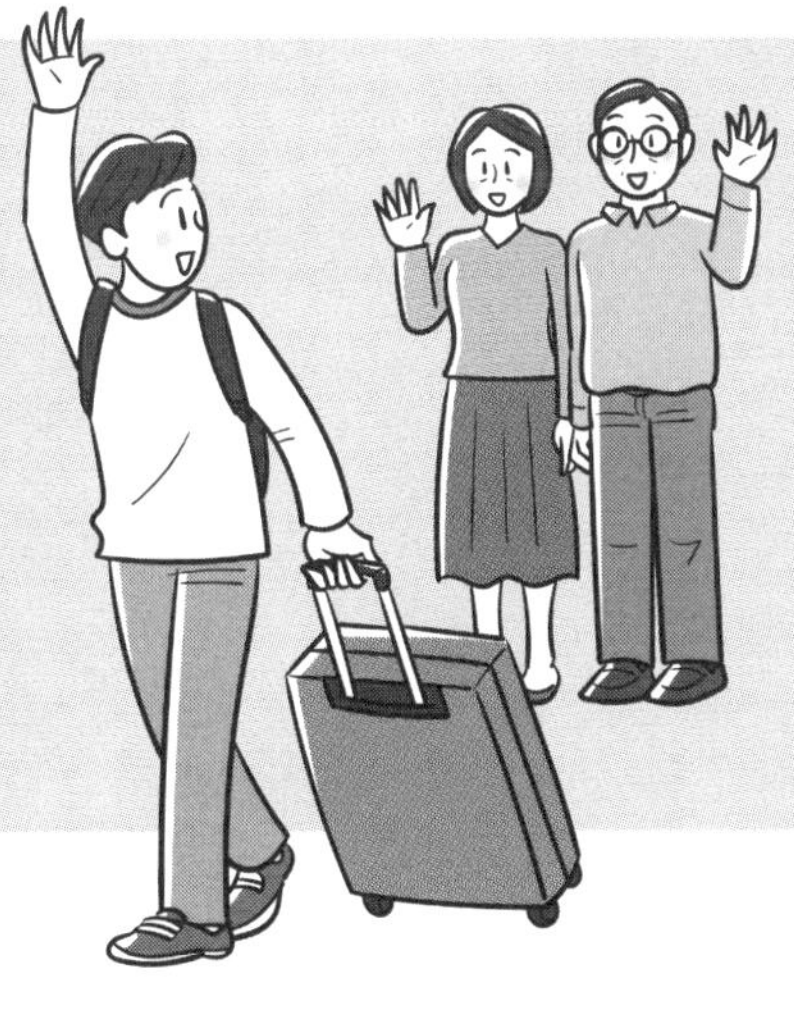

ひとり暮らしも応援したい

統合失調症の人が「ひとり暮らしをしたい」と言うこともあります。家族としては心配かもしれません。しかし、考えてみてください。ある程度の年齢になったら、子どもは親元を離れて自立するものです。病気があっても、それと同じことで、親元から離れるのは自然な流れです。

心配なところは、福祉や支援でおぎない（→P94）、本人の選択を尊重しましょう。

復学、復職の準備

起こりそうな問題に備えておこう

以前通っていた学校や職場へ復帰するときも、「前にいたところに戻るだけ」と考えず、少しずつ慣らしていく工夫も必要です。

また、「遅れをとり戻そう」とがんばりすぎず、自分のペースを大事にしてください。

通学・通勤に慣れる

以前通っていた道のりも、病み上がりにはきつく感じられることも。最初は電車がすいている時間に乗ってみるなど、手ごたえを確かめながら行ける距離を延ばしていきましょう。

楽しみの外出から始める

まずは買い物などで、少しずつ行動範囲を広げていく

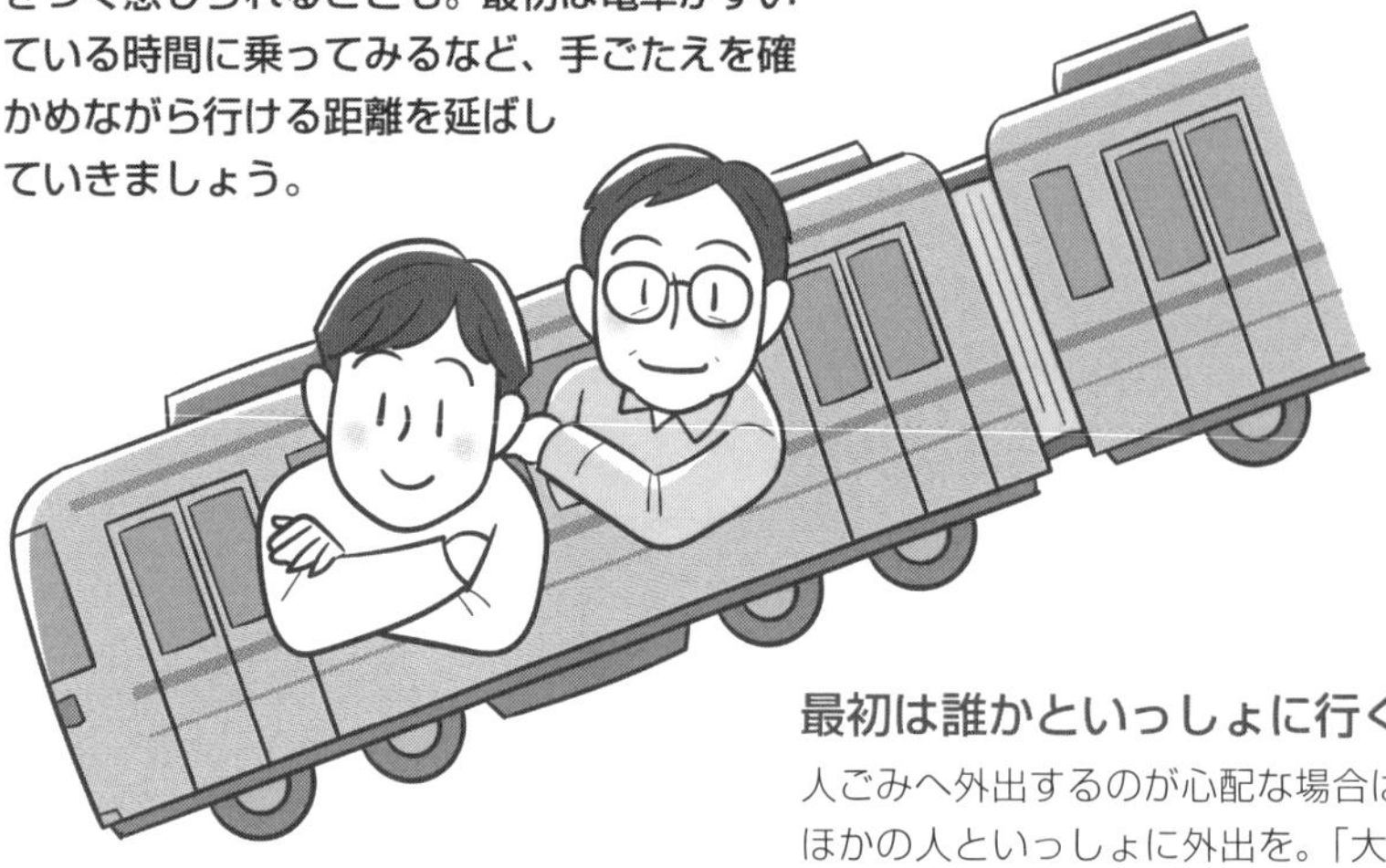

最初は誰かといっしょに行く

人ごみへ外出するのが心配な場合は、ほかの人といっしょに外出を。「大丈夫だ」と思えるかをチェック

聞かれそうな質問への答えを用意する

病名を隠しておく場合には、あらかじめ休んでいた理由や薬について受け答え方を練習しておくと心強いものです。

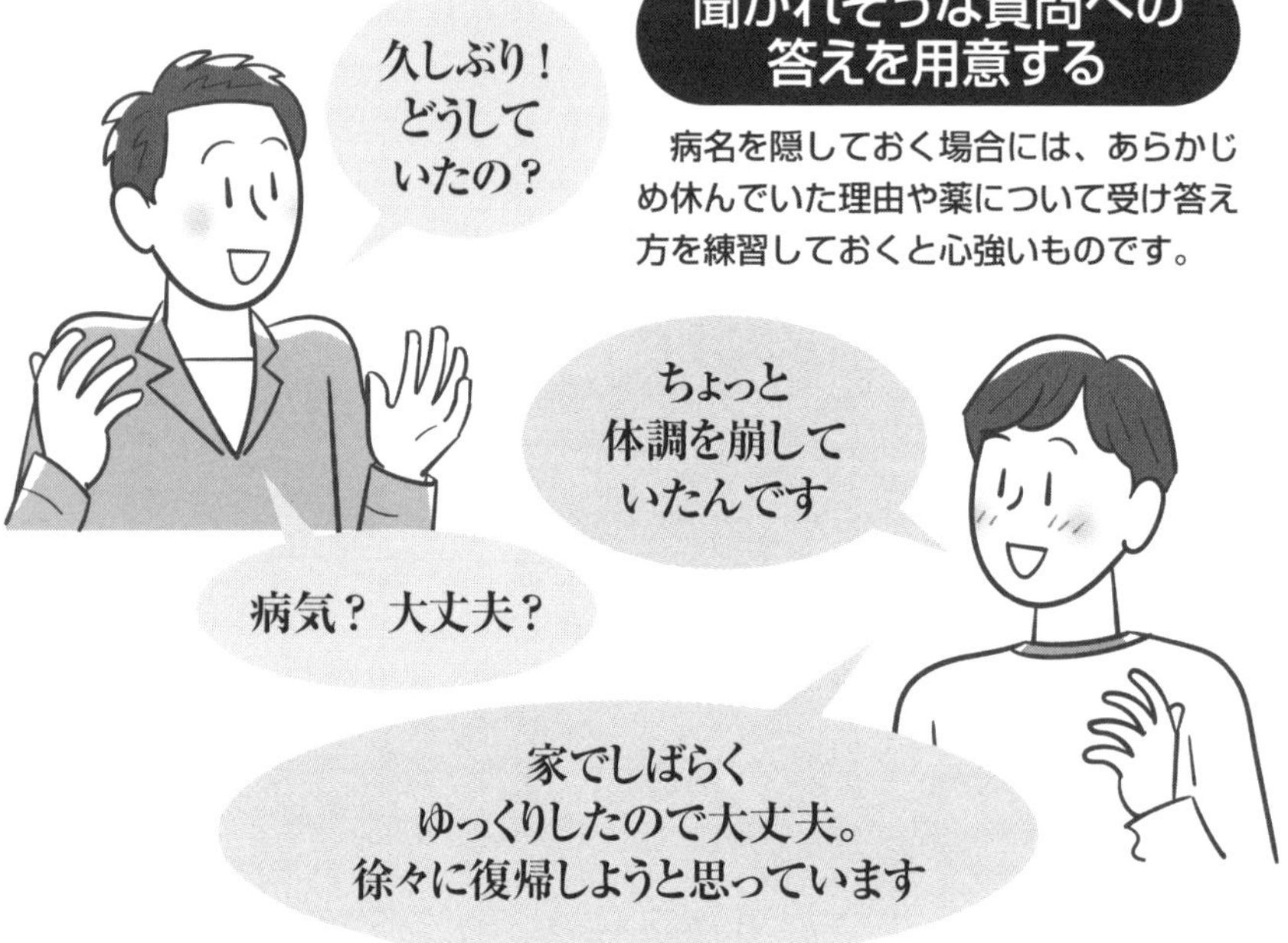
久しぶり！どうしていたの？
ちょっと体調を崩していたんです
病気？ 大丈夫？
家でしばらくゆっくりしたので大丈夫。徐々に復帰しようと思っています

休み上手になる

休むことが、体や心の疲れをいやし能率を上げます。働き上手・学び上手になるためには、まず休み上手になるよう心がけましょう。

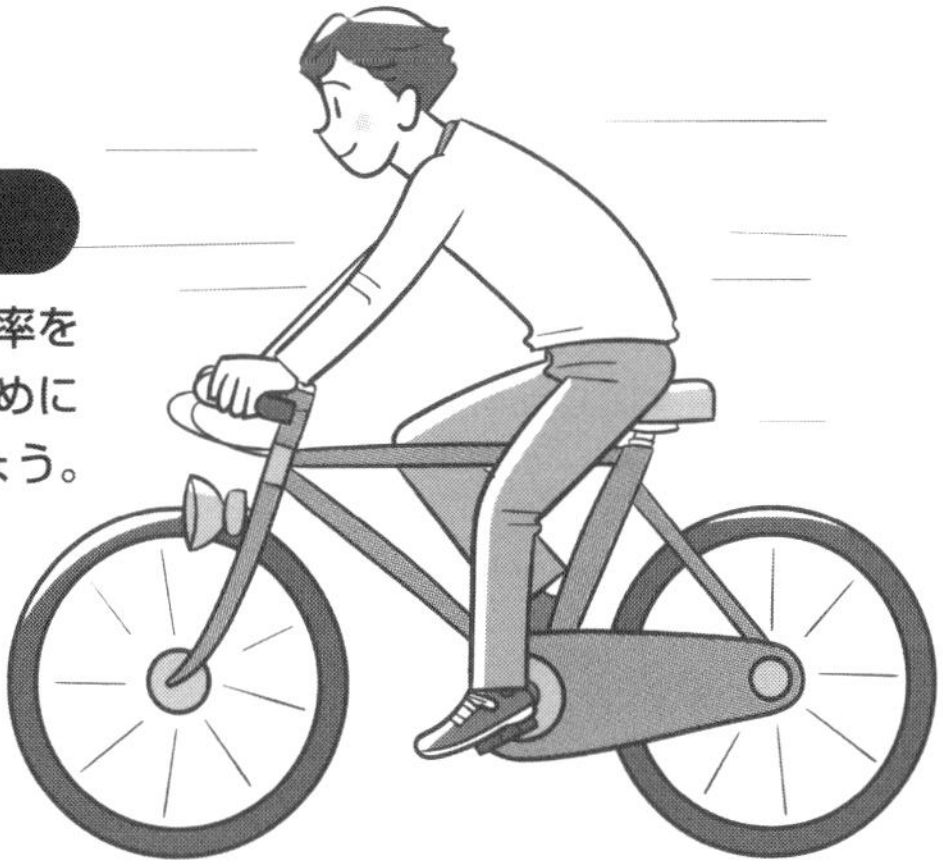

体力が落ちていないだろうか。サイクリングなど、外に出て軽い運動をするのは、心身のリフレッシュに役立つはず

不都合は抱え込まずに相談する

復帰後も、体調の変化に気を配ることを忘れずに。問題を感じたときには、周囲の人や医師などに相談し、いっしょに解決策を探りましょう。

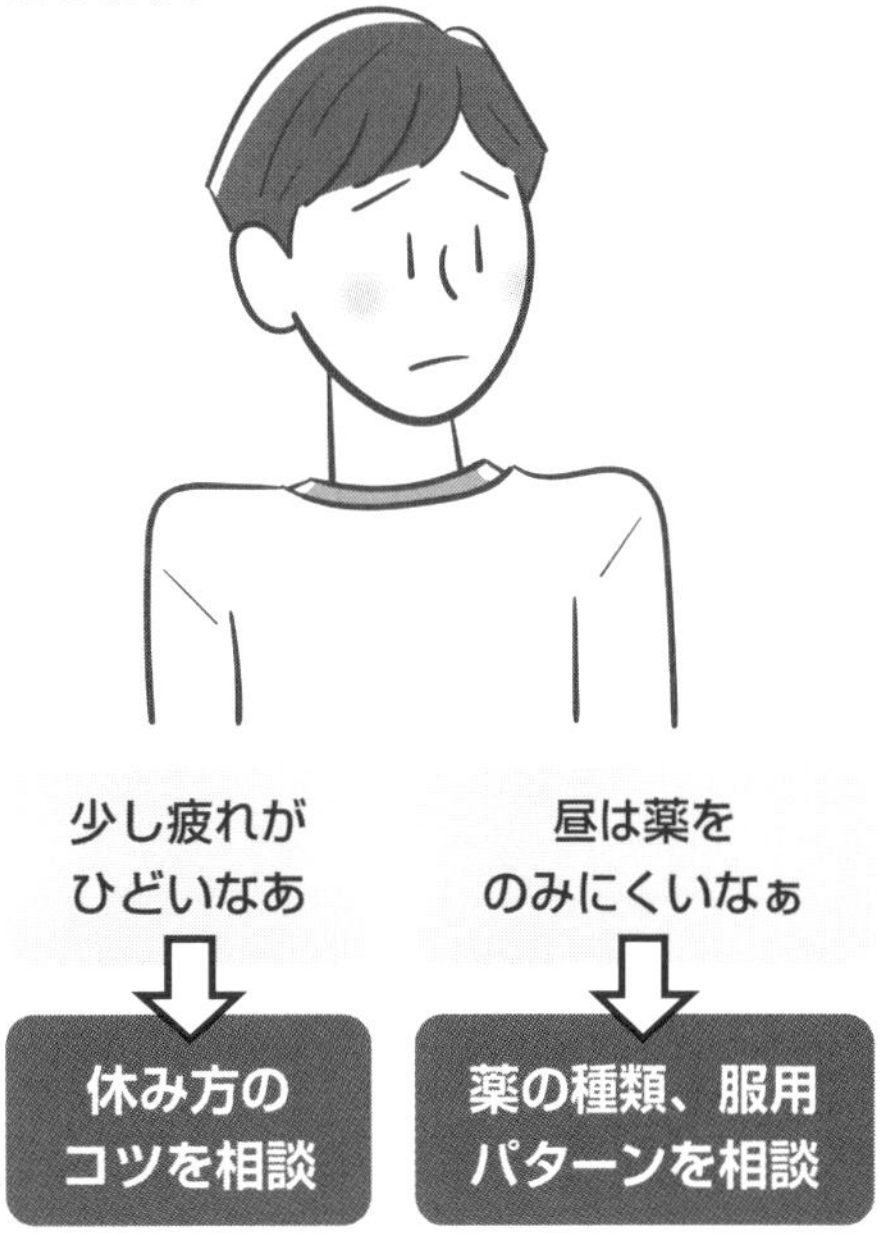
少し疲れがひどいなあ
休み方のコツを相談
昼は薬をのみにくいなぁ
薬の種類、服用パターンを相談

不測の事態はストレスのもとになる

患者さんの声でよくあるのが、「仕事はできるけれど、休み時間の雑談が疲れる」というもの。手順のわかっている仕事より、次に何が出てくるかわからない会話のほうが、ストレスとなるのです。

そこで、起こりそうなことにあらかじめ対策を立てておくとよいでしょう。

特に、本人はとっさにうそをついたり、ごまかしたりすることが苦手です。休んでいた理由などを用意しておくと、うろたえずにすみます。

休みを重視することが成功の秘訣

復帰してすぐは、本人はあせりやすく、周囲の人も「がんばって」と励ます一方になりがち。しかし、無理をすると、体も心も疲れてしまい、よくありません。

周囲の人は、患者さんが十分休みをとれるよう注意し、休日には患者さんがゴロゴロしていても大目にみてあげましょう。

就労について

「就労支援」を受ける働き方もある

働いてある程度の収入が得られ、社会的な役割をもてたら、家族に負担をかけなくても、暮らしていくことができます。もとの職場に戻る以外の選択肢もあるのです。就労支援を受けながら働くことをためらわないでください。

普通の就職以外にも多様な働き方がある

働くことは収入が得られるだけでなく、人と知り合える、生活リズムができる、社会的な役割がもてるなどのメリットがあります。

働き方には、多様な形があります。企業には「障害者雇用」枠があり、大きな企業にはその枠で入社することもできます。小さな企業では、事業主を「職親」として働く練習をする職親精度を使って雇用しているところもあります。

最低賃金が保証される就労継続A型と、工賃が支払われるB型は福祉分野での就労です。

また、就労移行支援は就労までの支援、就労定着支援は働きはじめてからの支援です。

就労支援福祉サービス

精神疾患から回復してきた人や、なんらかの障害がある人の就労には、３つの支援があります。就労継続支援、就労移行支援、就労定着支援です。

就労継続支援	一般就労がむずかしい人や就労移行支援で就労につながらなかった人などへの福祉サービス。職業訓練などを受け、働くことに慣れてきたら一般就労をめざすことも可能。A型とB型の２種類がある A型：雇用契約あり。最低賃金以上の給料が得られる B型：雇用契約なし。作業した分への工賃になる
就労移行支援	一般就労に向けて、就労移行支援事業所で、最長２年間の研修やトレーニングを受ける。事業所には公的なものと民間のものがあり、プログラムは事業所によって違う。直接の求人紹介はおこなっていないので、ハローワークや地域障害者職業センターで職探しをする
就労定着支援	就労継続支援、就労移行支援などを受けて就労した人への福祉サービス。月１回以上の面談で、課題の解決を支援する。最長３年半の利用が可能

就労継続支援の職場

就労継続支援をおこなう施設では、ほとんどは企業の委託を受けて簡単な作業をおこなうスタイルです。生活リズムをとり戻す、外出に慣れる、仲間をつくって居場所を得るなどの効果があり、社会復帰のリハビリの側面もあります。

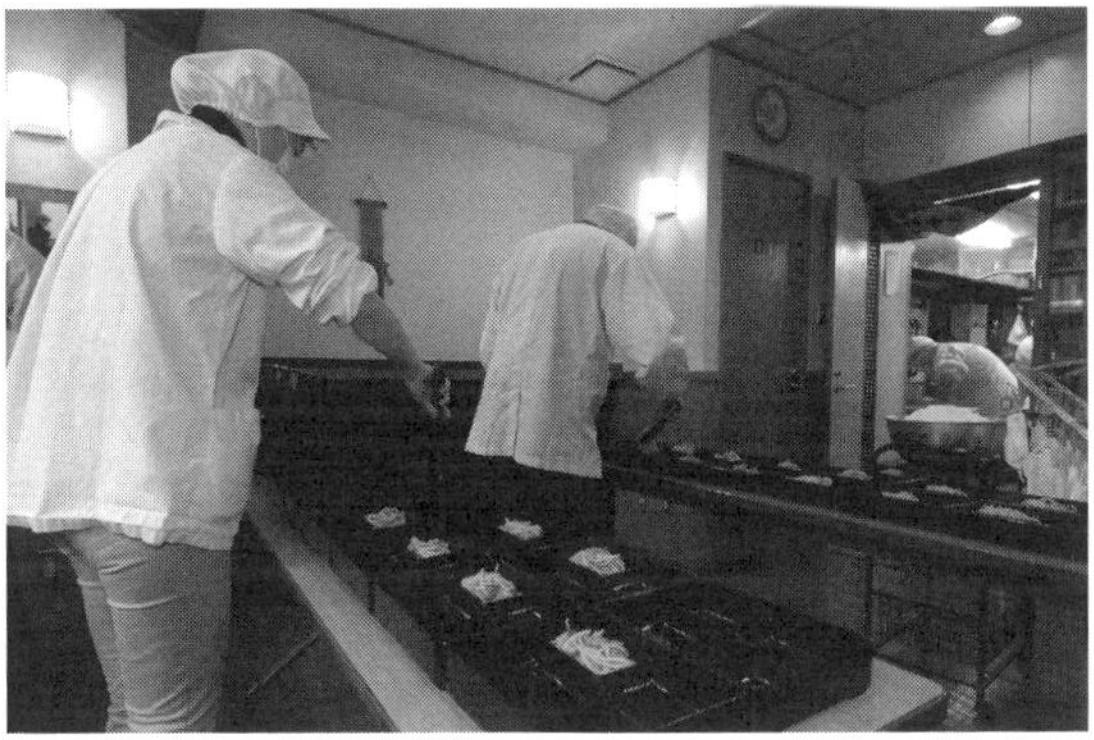

仕出し弁当の調理・配膳をおこなう

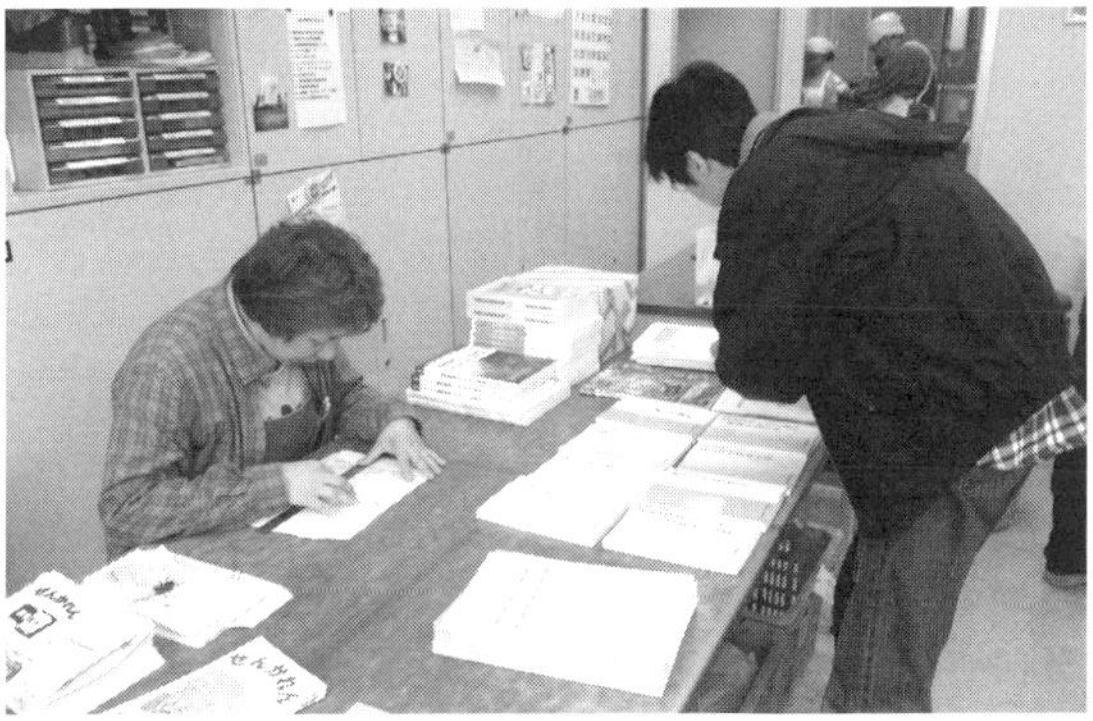

書籍の梱包・発送作業をおこなう

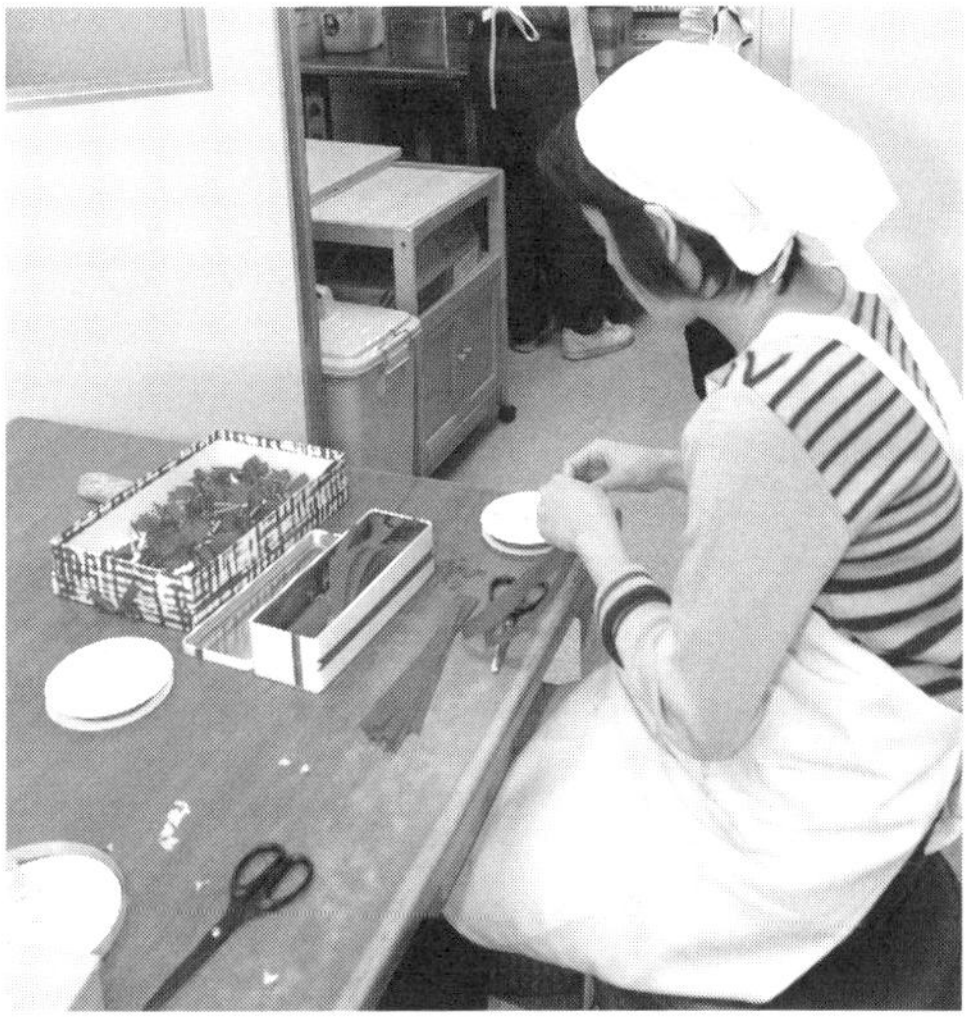

焼き菓子をつくり、パッケージして、小売店で委託販売や注文販売もする

統合失調症のある人が働いている業界

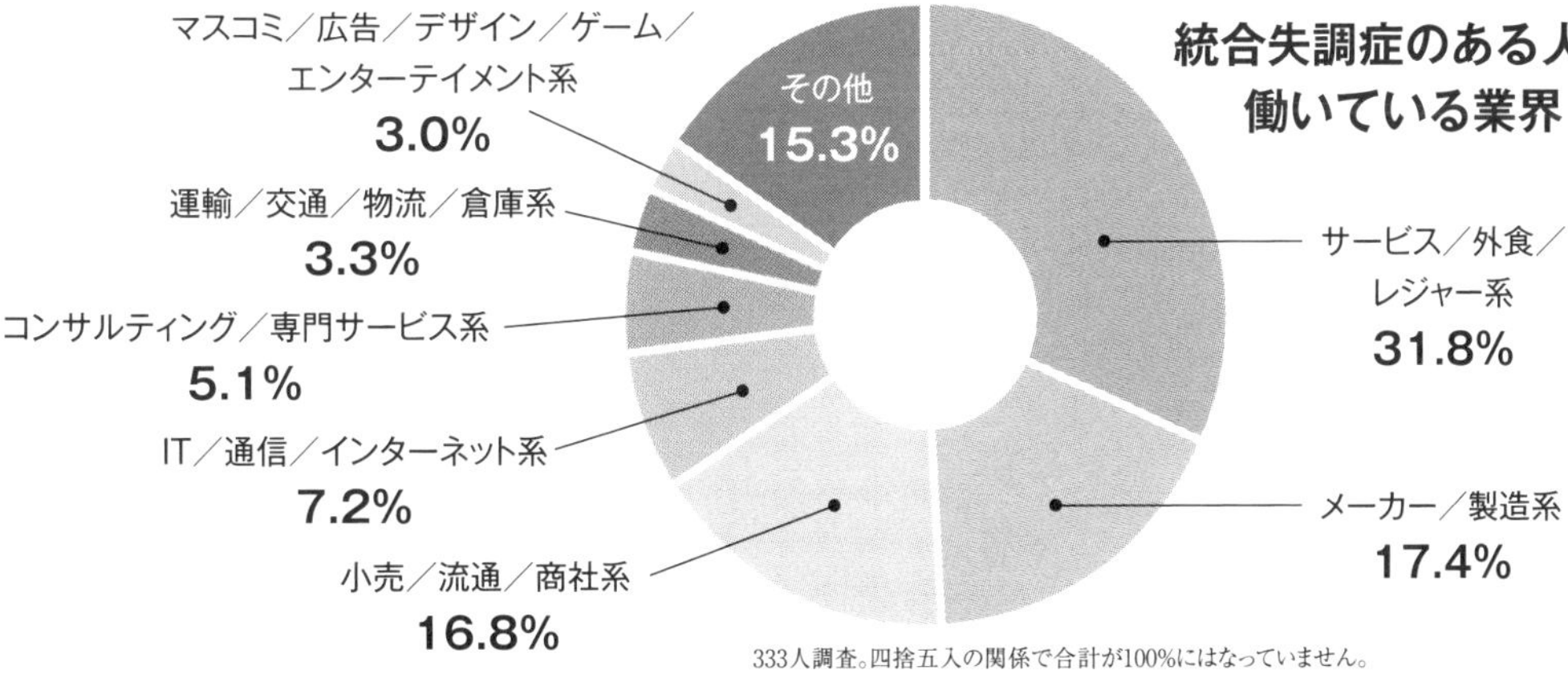
サービス／外食／レジャー系
31.8%
メーカー／製造系
17.4%
小売／流通／商社系
16.8%
IT／通信／インターネット系
7.2%
コンサルティング／専門サービス系
5.1%
運輸／交通／物流／倉庫系
3.3%
マスコミ／広告／デザイン／ゲーム／エンターテイメント系
3.0%
その他
15.3%

333人調査。四捨五入の関係で合計が100%にはなっていません。

「UMBRE」（病気・障害がある方の口コミサイト　https://umbre.jp/）より改編。

結婚、出産について

不安を抱え込まないで援助を求める

結婚、出産に際して、患者さんはさまざまな悩みに直面します。これらに正解はありませんし、そのときどきで解決しなければならないことも出てくるものです。医師や周囲の人と話し合って、自分なりの答えを出していきましょう。

正しい答えなどありえない

結婚について、患者さんからもっとも多い相談は遺伝についてと、「相手に病気のことをどこまで伝えるか」です。もちろん、伝えないという選択肢もあります。

こうしなければならない、という正解などないはずです。結婚する本人が模索しながら、もっとも悔いの残らない方法にたどり着くのがよいのです。

また、妊娠・出産・育児をのりこえるには、周囲の協力が欠かせません。該当する人は産科の医師にも病気のことを伝えておくほうがよいでしょう。精神科と産科を併設している病院だと、緊急時にも援助が受けやすくなります。

結婚相手に病気のことを知らせるか

自分なりの答えを出せるよう、納得いくまで考え、医師や家族ともよく話し合いましょう。

知らせる

相手にどのような言葉で病気のことを伝えるか、また、相手の家族にまで知らせるかどうかなどの相談がよせられます。

病気を理解してもらうために、医師にいっしょに話す時間をつくってもらったり、家族教室などに参加したりする方法もあります。

多い相談

- 誰にまで話すか
- 相手に正しく理解してもらうには、どうすればよいか

知らせない

病気のことに限らず、誰にも知られたくないことはあるものです。

ただ、知らせない場合でも、薬による治療を続ける必要はあります。薬について、相手にどのように理解してもらうかなどを、よく相談してください。

多い相談

- 薬のことをどう話すか
- 遺伝はするのか （→P 31）

妊娠、出産に関して こんな疑問がよせられる

理想的なのは、「子どもがほしい」という段階から医師とよく話し合うこと。妊娠中も、薬の種類、量、体調も含めて、気になることはどんどん相談しましょう。

抗精神病薬の男性への影響は少ない

薬が精子に影響を及ぼすことは非常にまれです。

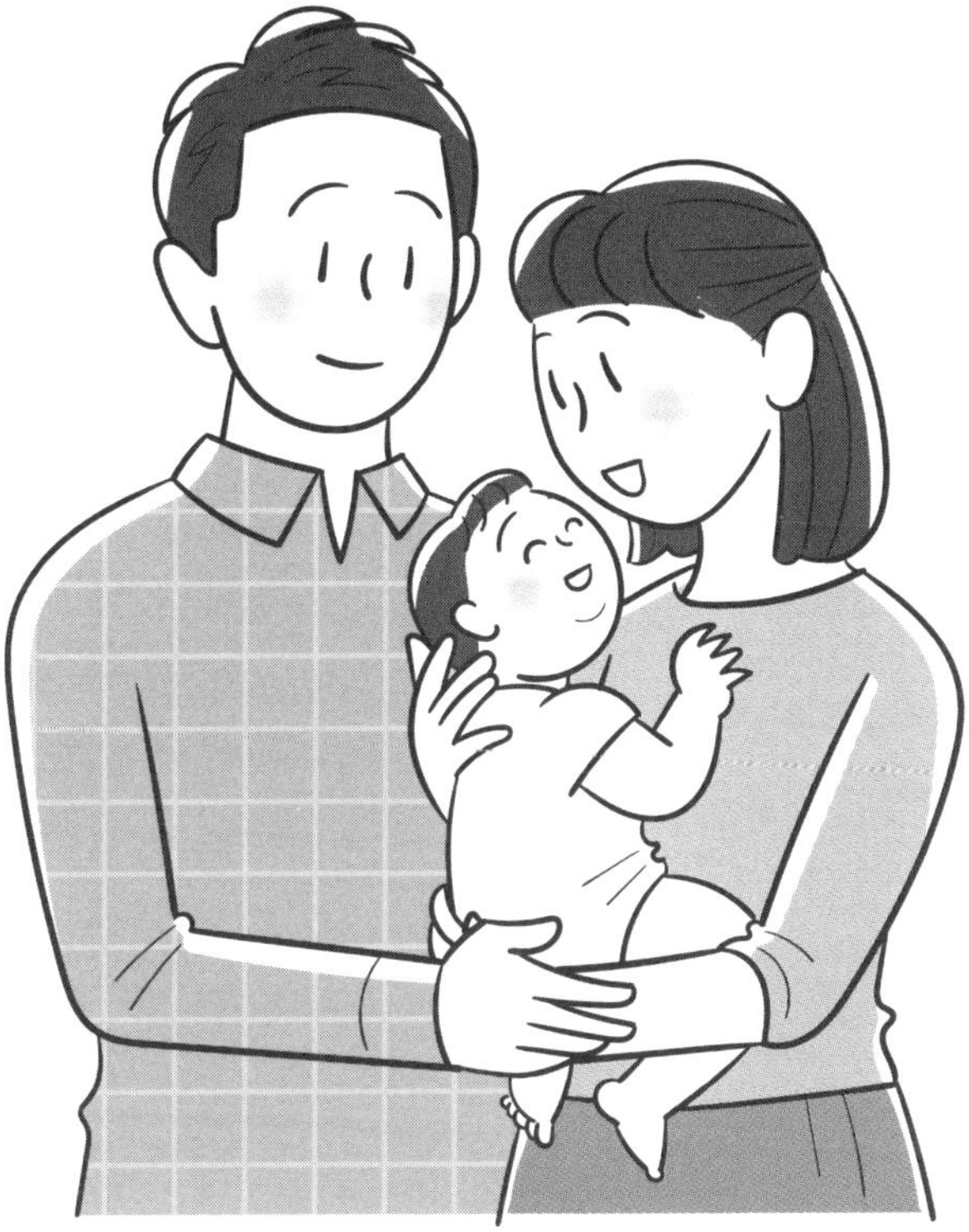

女性は妊娠中の服薬は続ける

抗精神病薬のほとんどは、まだ絶対安全とはいいきれません。しかし、妊娠・出産は、母親あってのもの。母親の負担を減らすためにも、最低限必要な薬を続けるほうが安全といえます。どの薬はのんでよいかなど、主治医と相談して決めましょう。

母乳は控える

出産後は、慣れない育児など、ストレスが多くなる時期です。この時期には調子を崩す人も多く、薬は欠かせません。

薬の成分が母乳へ移行する可能性はゼロではないので、母乳を避けるケースが多くなります。

周囲に援助を求めておく

育児への不安、授乳のための睡眠サイクルの乱れなど、ストレスの要因はたくさんあります。不安、負担をひとりで抱え込まず、出産直後の時期だけでも、祖母に助けてもらう、ヘルパーの支援を受けるなど、協力態勢をつくっておけば、不安感はかなり軽減されます。

遺伝をおそれない

病気を正しく理解していれば、遺伝を気にする必要がある場合はまれです。むしろ、周囲の人が過度に心配しているケースがほとんどです。もし、本人だけで説明がむずかしい場合には、医師に説明を頼むのもよいでしょう。

ひとり暮らしに向けて

本人の希望と福祉サービスの活用がカギ

ひとり暮らしをしたいけれど、実際にできるか不安……という人のために、ひとり暮らしを支援するサービスがあります。同じ病気をもつ人が、協力していっしょに暮らすグループホームなどの取り組みも進んでいます。

本人の希望があってこそ

患者さんのひとり暮らしを支援するサービスがあります。ホームヘルプサービス、アウトリーチ支援など、居宅を訪問してのサービスです。また、何人か共同で生活するグループホームもあります。

これらは、統合失調症にかぎらず、精神疾患や障害がある人向けの支援です。スタッフの支援を受けながら身の周りや金銭の管理、通勤や対人関係の練習をします。

利用するためには、何よりも患者さん自身がひとり暮らしを望んでいること、そして通院、服薬など、治療に必要なことを自分でやってみたいという気持ちがあることが、最低限必要な条件です。

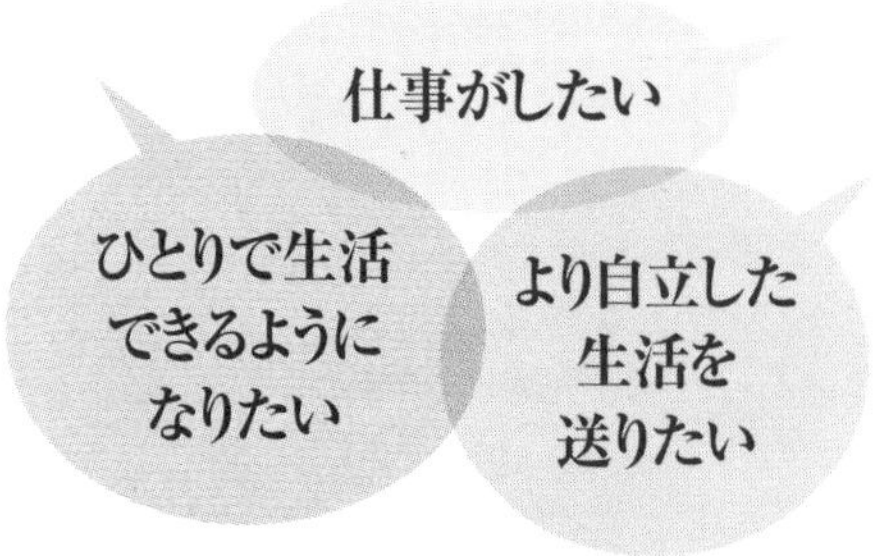
仕事がしたい
ひとりで生活できるようになりたい
より自立した生活を送りたい

事前に専門の窓口で相談する

ひとり暮らしを希望する場合には、精神保健福祉士などの専門家に相談しましょう。自活の程度のほか、ほかの福祉サービスとの併用などの兼ね合いもあるからです。

相談できるところ

●地域活動支援センター

地域で生活していくうえで生じる問題、相談などに幅広く対応します。ほかの機関とも連携していて、社会資源（福祉サービス）の紹介や住宅、職業、生活支援サービスなどの情報が得られます。

●障害者就業･生活支援センター

通称「なかぽつ」。生活習慣の形成、健康管理、金銭管理などに関する助言、住居、年金、余暇活動などの地域生活に関する助言が得られます。就労支援に関する相談もできます。

●保健所、精神保健福祉センター

心の健康、心の病気に関する相談に応じ、地域生活を支援します。医師による相談や保健師による訪問相談など、地域の保健サービスの中核的な役割を担っています。

ひとり暮らしの支援

患者さんが家族と離れて暮らせるよう、居宅型と訪問型の支援があります。地域にどのような社会資源があるか、相談しながら検討しましょう。

ホームヘルプ

市区町村の福祉活動の一環としておこなわれています。患者さんの家にホームヘルパーを派遣し、入浴や食事など、生活全般のサポート、相談受け付けなどの業務をしています。

地域によっては、アウトリーチ支援やACT（包括型地域生活支援プログラム）を利用できることもあります。

グループホーム

患者さんが共同で生活するところで、民間のアパートを借りるなどして運営されているものもあります。介助のためのスタッフが配置されていて、食事などのほか、服薬指導、金銭管理など生活するうえでの相談に応じます。

地域によっては、ケアホームが設置されていることもあります。

ショートステイ

一時的に宿泊の利用ができる福祉施設が設置されている地域もあります。

親なき後に備える

親は、いずれ自分たちがいなくなることを考えておかねばなりません。親は生きているうちに、家族以外の支援者をひとりでも多くつくり、地域とつながっておきましょう。経済的な心配があれば、心身障害者扶養共済、成年後見制度（→P97）などを検討してもよいでしょう。

家事など暮らしのスキルを身につけさせることも必要です。少しずつ教えていきましょう。

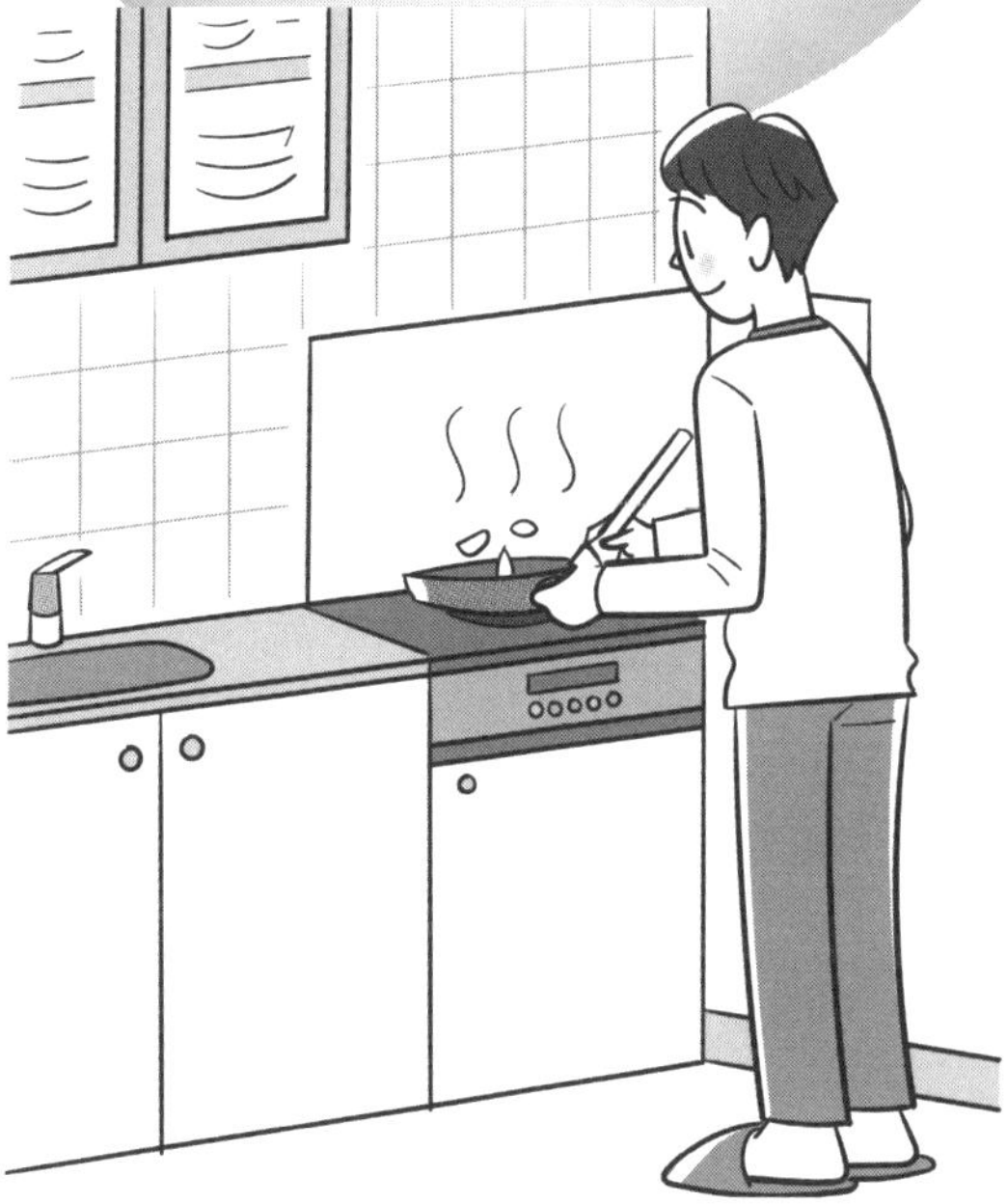

●民間のアパートでも

アウトリーチ支援を受ければ、民間のアパートでひとり暮らしも可能になる

経済的な支援 ①

福祉サービスや年金制度を活用しよう

通院が長くなったり、就労がむずかしかったりすると、経済的な問題が生じてきます。医療費、生活費を援助する制度はいろいろあるので、必要に応じて活用しましょう。

地域のサービスも積極的に活用する

通院を続けている人、あるいは障害が残った人が利用できるサービスはいろいろあります。ここでは、主に経済的なサービスを挙げますが、ほかにも、住民税の免除、医療費補助、食事の配達など自治体独自のサービスがあります。こういったものを活用して、生活の負担を軽くしていきましょう。

以前はこうしたサービスを国が管轄していましたが、現在は自治体がおこなっています。サービスの内容などは自治体によって異なります。最初は通っている医療機関や支援センターなどの相談支援専門員、精神保健福祉士、市区町村の窓口などに相談しましょう。

利用できる福祉サービス

医療費の助成など、さまざまな経済的支援があります。ここに挙げたのは一部ですし、自治体独自のサービスもあるので、相談窓口で尋ねてみましょう。

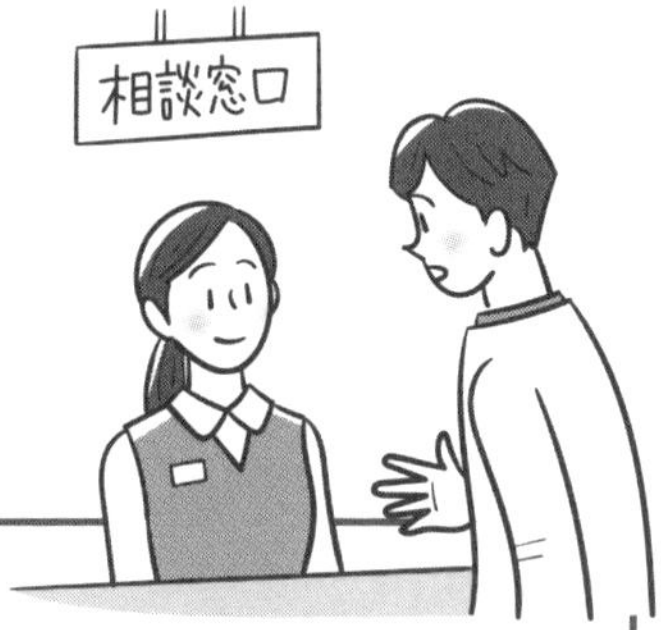

<table>
<tr><th>年金の障害給付</th><td>●窓口
〈国民年金〉
市区役所、町村役場の年金課等
〈厚生年金、共済年金〉
年金事務所または共済組合

納めていた年金によって受付窓口が異なる。20歳未満の場合は年金課へ</td></tr>
<tr><td rowspan="2">1～5年間の有限が基本だが更新が可能。初診日から1年6ヵ月後が認定日。この日に給付に当てはまる状態なら年金が支給される
●初診日に20歳以上
初診日になんらかの年金に加入していて、かつ、20歳から初診日までの間に、一定期間以上納付または免除されていることが必要
●初診日に20歳未満
認定日に受給に当てはまる状態であることが条件</td><td>●申請
申請の際には年金手帳が必要。受給資格の等級は、障害手帳の等級とは異なるので確認を。所得による制限があるため、所得を証明する書類が必要な場合が多い</td></tr>
<tr><td>●更新
年金受給が始まると、病状や障害の程度などを確認する「障害状態確認届」を定期的に提出する。病状が軽くなったと判断されると給付金額の減額や不支給になる場合もある</td></tr>
</table>

自立支援医療（精神通院医療）

●給付される対象
継続的な通院を要する人を対象に、精神科の病気の治療にかかった医療費の一部を自治体などが負担する。公的医療保険で３割負担の人では１割に軽減され、この額が過度にならないよう上限が設けられている

●窓口
市区役所、町村役場の障害福祉課など、精神保健福祉センター

●申請
必要な書類は自治体によって異なる。受給者証の有効期限は１年で、更新の申請が必要。申請方法は申請した自治体に問い合わせる。また、通院する医療機関・院外薬局や自分の住所、保険などが変わったときには変更届を出す

生活保護

●受けられる人
なんらかの事情によって働けない、もしくは働いても障害などが原因で、生活するために十分な収入が得られない人

●先にチェックしておくこと
土地や家屋、自動車などの資産があれば、まずそれを処分することが検討される。申請時に「頼れる人はいませんか」と確認を促されるケースが多い

●窓口
住んでいる地域の福祉事務所

●申請
本人、扶養義務者、同居の親類以外は申請できない。申請書のほか、資産と収入の申告書などが必要など自治体によって異なる。受給中は収入の状況を毎月申告するほか、福祉事務所のケースワーカーが年数回訪問調査をする

●種類
「生活」「教育」「住宅」「医療」「介護」「出産」「生業」「葬祭」の８つがあり、状況に応じて受けられる種類が異なる

心身障害者扶養共済

●加入できる人
65歳未満で、患者さんを扶養している家族。患者さんの障害が永続的と判断される場合

●加入先
全国の都道府県・指定都市。転出した場合は転出先の都道府県・指定都市で継続

●かけ金の納付
加入時の保護者の年齢によって、かけ金の金額が異なる。決められた金額を毎月振り込み、保護者が65歳に達し、かつ納付期間が満20年になると、それ以降の納付は不要

●給付開始
加入者が死亡したときや身体機能が著しく低下したときから年金が支給される。途中で脱退する場合は一時金が支払われる

成年後見制度

現金給付の支援ではない。患者さんが各種手続きや高額の買い物などで被害にあったり、財産を失ったりすることを防ぐ制度。永続的な支援が必要な場合に検討する

●種類
本人が後見人を選ぶ「任意後見制度」と、家庭裁判所が選ぶ「法定後見制度」の２つ

●窓口
相談支援専門員、権利擁護センター、社会福祉協議会、成年後見センター、市区町村の相談窓口、社会福祉士、司法書士、弁護士など

経済的な支援②

精神障害者保健福祉手帳を活用しよう

統合失調症などの病気がある人の、自立と社会参加を助けるため、さまざまな支援策が講じられています。精神障害者保健福祉手帳もその一つ。主に経済的な支援が受けられます。

精神障害者保健福祉手帳

●受けられる人

病気のために、長期間日常生活、社会生活に制限が生じている人

●窓口

市区役所、町村役場の担当窓口

●申請

初診日から６ヵ月以上経過した時点での診断書、申請書、本人の写真を窓口へ。申請は本人以外に、家族や医療機関の職員なども代行できる

●受取・更新

手帳に等級が記載される。期限は２年間で、失効前の３～１ヵ月前に更新の手続きをする。病状に変化があると等級が変更になることも

●等級の目安

１級……身の周りのことが自分ではほとんどできず、単独では日常生活が困難な状態

２級……日常生活に著しい制限が生じている状態

３級……日常生活や社会生活に制限を受ける状態

●受けられるサービス

- 税金（住民税、所得税、相続税など）の控除
- ＮＨＫ受信料の減免
- その他（生活福祉資金の貸付、障害者枠での雇用、職場適応訓練の実施など）

〈自治体によって受けられるサービス例〉

- 公共料金（鉄道・バス・タクシー等の運賃、携帯電話料金、上下水道料金など）の割引
- 手当の支給（福祉手当、通所交通費の助成など）
- その他（公営住宅の優先入居など）

持っていて損はない

精神障害者保健福祉手帳では、支障の程度によって三等級に分けられています。等級に応じて各種の割引やサービスを受けることができます。有効期限は二年で、不要なら更新しなければいいだけのこと。持っていて不利益になることはないので、ぜひ取得しておおいに活用しましょう。

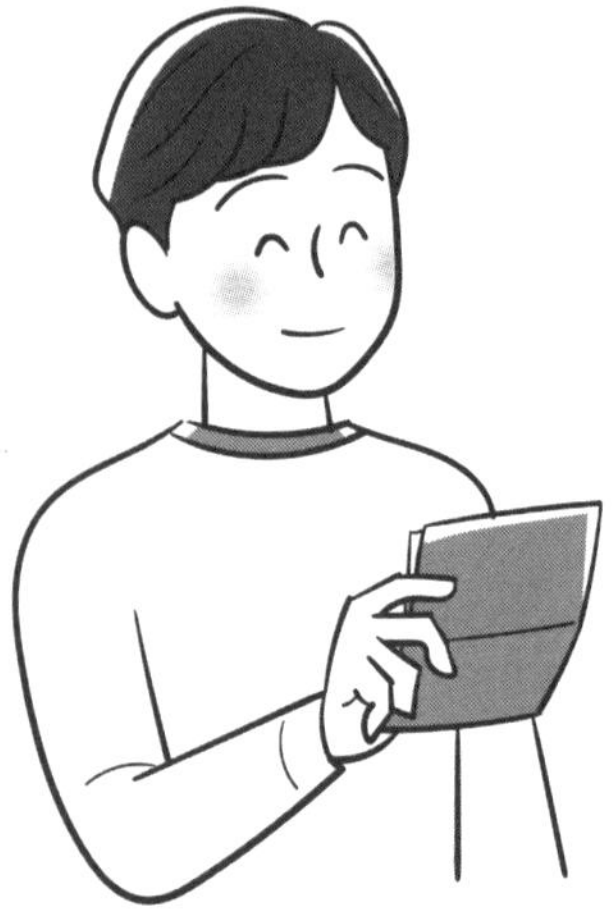

健康ライブラリー　イラスト版

新版《しんぱん》 統合失調症《とうごうしっちょうしょう》
病気《びょうき》の理解《りかい》と治療法《ちりょうほう》

2023年3月28日　第1刷発行
2023年9月27日　第2刷発行

監　修　伊藤順一郎（いとう・じゅんいちろう）

発行者　髙橋明男

発行所　株式会社講談社
東京都文京区音羽二丁目12-21
郵便番号　112-8001
電話番号　編集　03-5395-3560
販売　03-5395-4415
業務　03-5395-3615

印刷所　凸版印刷株式会社

製本所　株式会社若林製本工場

N.D.C. 493　98p　21cm

ISBN978-4-06-530807-3

■監修者プロフィール

伊藤順一郎（いとう・じゅんいちろう）

1954年東京都生まれ。千葉大学医学部卒業後、旭中央病院精神科、千葉大学医学部附属病院精神科を経て、国立精神・神経センター精神保健研究所に勤務。1994年社会復帰相談部援助技術研究室室長、2000年社会復帰相談部部長、2010年国立精神・神経医療研究センター精神保健研究所社会復帰研究部部長。2015年よりメンタルヘルス診療所しっぽふぁーれ院長。専門は、コミュニティ・メンタルヘルス、統合失調症の患者さんの治療と社会復帰、家族支援。NPO法人地域精神保健福祉機構（コンボ）共同代表、一般社団法人コミュニティ・メンタルヘルス・アウトリーチ協会（アウトリーチネット）共同代表、日本のMattoの町を考える会副代表。

■参考文献

『統合失調症を知る心理教育テキスト　家族版　じょうずな対処今日から明日へ　学びあい　支えあい　リカバリー【全改訂第1版】』（伊藤順一郎・福井里江編集責任／認定特定非営利活動法人　地域精神保健福祉機構・コンボ）
『病棟に頼らない地域精神医療論　精神障害者の生きる力をサポートする』（伊藤順一郎監修／金剛出版）
『統合失調症／分裂病とつき合う』（伊藤順一郎著／保健同人社）
『統合失調症の疑問に答える本』（福西勇夫著／法研）
『症状でわかるこころの病気』（保崎秀夫監修／主婦の友社）
『レッスン統合失調症』（三野善央著／メディカ出版）
『道しるべ』（東京都精神障害者家族会連合会編／東京都健康局医療サービス部精神保健福祉課）
『統合失調症』（日本統合失調症学会監修／医学書院）
『ビレッジから学ぶリカバリーへの道――精神の病から立ち直ることを支援する』（マーク・レーガン著、前田ケイ監訳／金剛出版）
『オープンダイアローグがひらく精神医療』（斎藤環著／日本評論社）
『統合失調症治療ガイドライン 第2版』（精神医学講座担当者会議監修／医学書院）

●編集協力　オフィス201（新保寛子）
●カバーデザイン　佐藤千明＋next door design
●カバーイラスト　長谷川貴子
●本文デザイン　小山良之
●本文イラスト　さとうみなこ

講談社　健康ライブラリー　イラスト版

APD（聴覚情報処理障害）がわかる本
聞きとる力の高め方

国際医療福祉大学成田保健医療学部言語聴覚学科教授
小渕千絵　監修

検査では異常がないのに、聞きとれない！　難聴との違いや発達障害との関係は？　「聞きとりにくさ」の理解と対処法を徹底解説！

ISBN978-4-06-522775-6

解離性障害のことがよくわかる本
影の気配におびえる病

精神科医　東京女子大学教授
柴山雅俊　監修

現実感がない、幻を見る……統合失調症やうつ病とどう違う？　どう治療する？　不思議な病態を徹底図解し、回復に導く決定版！

ISBN978-4-06-259764-7

統合失調症スペクトラムがよくわかる本

東京都医学総合研究所副所長
糸川昌成　監修

幻覚、妄想、思考障害、まとまりのない行動……でも、統合失調症とは限らない。新しい診断基準で解説する。

ISBN978-4-06-511803-0

講談社　こころライブラリー　イラスト版

統合失調症の人の気持ちがわかる本

NPO法人　地域精神保健福祉機構（コンボ）監修
伊藤順一郎　監修

ほかの人はどうしている？　自分の気持ちをわかってほしい。本人や家族の声を集めて、心のありかたを徹底図解！

ISBN978-4-06-278961-5

トラウマのことがわかる本
生きづらさを軽くするためにできること

こころとからだ・光の花クリニック院長
白川美也子　監修

つらい体験でできた「心の傷」が生活を脅かす。トラウマの正体から心と体の整え方まで徹底解説！

ISBN978-4-06-516189-0

自傷・自殺のことがわかる本
自分を傷つけない生き方のレッスン

国立精神・神経医療研究センター精神保健研究所
松本俊彦　監修

「死にたい…」「消えたい…」の本当の意味は？　回復への道につながるスキルと適切な支援法！

ISBN978-4-06-259821-7

ネット依存・ゲーム依存がよくわかる本

独立行政法人国立病院機構久里浜医療センター院長
樋口　進　監修

スマホの普及でネット・ゲームへの依存が深刻に。生活が破綻する前に本人・家族ができることとは。

ISBN978-4-06-511802-3

双極性障害（躁うつ病）の人の気持ちを考える本

順天堂大学医学部精神医学講座主任教授
加藤忠史　監修

発病の戸惑いとショック、将来への不安や迷い……。本人の苦しみと感情の動きにふれるイラスト版。

ISBN978-4-06-278970-7